보통학생의
치의학전문대학원
들어가기

군자출판사

보통학생의 치의학전문대학원 들어가기

첫째판 1쇄 인쇄 | 2009년 4월 10일
첫째판 1쇄 발행 | 2009년 4월 15일

지 은 이 박찬영
발 행 인 장주연
편집디자인 정상희
표지디자인 이지선
발 행 처 군자출판사
등 록 제 4-139호(1991. 6. 24)

본 사 (110-717) 서울특별시 종로구 인의동 112-1 동원회관 BD 3층
Tel. (02) 762-9194/5 Fax. (02) 764-0209
대구지점 Tel. (053) 428-2748 Fax. (053) 428-2749
광주지점 Tel. (062) 228-0252 Fax. (062) 228-0251
부산지점 Tel. (051) 893-8989 Fax. (051) 893-8986

www.koonja.co.kr

* 파본은 교환하여 드립니다.
* 검인은 지은이와의 합의 하에 생략합니다.

ISBN 978-89-6278-110-6

정가 15,000원

머리말

얼마 전에 방영된 '강남엄마따라잡기' 라는 드라마에서 고등학생인 등장인물이 생물학과를 거쳐 의학전문대학원에 진학하고 싶다고 말하는 장면이 있었다. TV드라마가 현실을 많이 반영하는 것을 생각해보면 의 · 치의학전문대학원에 대한 사회의 관심이 크게 높아졌음을 체감할 수 있었다. 또한 2008년부터는 로스쿨(law school)이라 하는 법학전문대학원 역시 도입되어 전문대학원 제도가 전문직업인을 양성하는 제도로써 자리 잡고 있다.

우리 사회에서는 아직도 전문대학원 진학을 명문대출신이나 부유층의 전유물로 보는 시선이 존재하는 것 같다. 그러나 치의학전문대학원(이하 치전원)은 일부의 소수만을 위한 제도가 아니다. 4년제 대학을 졸업한 학사출신이라면 누구나 준비를 통해 입학할 수 있고 자신의 꿈을 이룰 수 있는 좋은 기회이다.

나는 치과의사가 멋있다는 단순한 이유로 치과의사가 되고 싶어 하는 보통학생이었다. 하지만 일반 학과에 진학하게 되었고 어릴 적 꿈을 이루지 못한 일종의 '자기 불만'을 가지고 있었다. 그러던 중 6년제 치과대학이 4년제 치전원으로 전환되고 학사출신 이상이 입학할 수 있는 치의학전문대학원 제도가 도입된다고 했을 때 다시 한 번 치과의사가 될 수 있는 좋은 기회라고 생각하였다. 그 때부터 준비하여 2006년 전남대학교 치의학전문대학원에 입학하였고, 현재는 전남대학교 치과병원에서 교수님이나 레지던트 선생님들의 진료를 보조하거나 교수님 지도하에 직접 환자를 치료하기도 하는 '원내생(student doctor)' 으로 열심히 생활하고 있다.

치전원 입학을 준비하면서 치의학이 어떤 학문이고 치전원에 입학하게 된다면 어떤 삶을 살게 될 것인가에 대해 좀 더 자세히 알고 싶었다. 하지만 궁금한 것이 있어도 설명해 줄 사람이나 적당한 자료를 찾는 것이 쉽지 않았다. 인터넷이라는 도구가 있기는 하지만 인터넷 정보는 현실과 맞지 않거나 치전원 생활에 대해 구체적으로 알고 싶어 하는 학생들에게는 만족스럽지 않은 내용들이 대부분이었다. 서점이나 도서관에도 의과대학이나 의학전문대학원 진학을 생각하는 사람들을 위한 책은 있어도 치과대학이나 치전원에서 무엇을 배우고 어떻게 생활하는지 소개하는 책은 없었다. 그래서 치전원에 입학하면 어떠한 형식으로든 내가 궁금했던 점을 치과의사가 되고 싶은 청소년, 대학생, 새로운 진로 모색을 준비하는 직업인, 그 외 치의학에 관심을 가지고 있는 사람들에게 알려야겠다는 생각을 했고 그것이 이 책의 가장 강력한 집필 동기가 되었다.

지금부터 하려고 하는 이야기는 치과에 대한 건강 상식을 제공하거나 치의학교육적성검사(DEET)를 잘 볼 수 있는 노하우를 알려주려는 것이 아니다. 치전원에 입학하려면 이 정도는 되어야 한다는 개인적인 자랑을 늘어놓고자 하는 것은 더더욱 아니다. 다만 치의학이나 치과의사에 관심을 가지고 있는 사람들과 학교생활을 통해 직접 경험했던 것을 나누어 개인의 적성, 전공과 어떻게 연계될 수 있을지 생각해 볼 기회를 주고자 한다. 치의학의 세계는 일반적으로 생각하는 것보다 훨씬 폭넓고 매력적인 학문이다. 그러므로 치과대학이나 치전원 입학 후, 어떠한 치과의사가 될 것인지 고민하는 것보다 입학 준비 과정에서 치의학과 치전원 생활의 전체적인 그림을 먼저 생각하는 것이 입시는 물론 진로를 결정함에 있어 참고가 될 것이다.

사람들마다 직업을 선택하는 기준에는 다양한 가치가 존재한다. 치전원에 입학해 보니 치과의사가 일반적으로 생각하는 것처럼 화려한 직업은 결코 아니었다. 하지만 노력만 한다면 환자를 치료하는 보람뿐만 아니라 직업적인 안정을 찾고 전문가로서 사회에 봉사할 수 있는 훌륭한 직업인 것만은 분명하다. 그렇기 때문에 나와 같은 꿈을 가진 사람들에게 실질적인 도움을 주고 싶었다. 치전원의 교육과정은 기존의 치과대학의 본과 과정과 크게 다르지 않다. 그것은 두 체제 모두 치과의사의 양성이라는 같은 목표를 갖고 있기 때문이다. 따라서 수능을 통해 치과대학에 입학하려는 청소년들에게도 이 책은 여전히 유용하리라 믿는다. 이 책을 통해 실질적인 치전원 생활에 대한 정보를 얻고 보다 구체적으로 미래를 설계하면서 공부를 한다면 그만큼 더 지혜롭게 수험생활을 할 수 있으리라 생각한다.

나는 치과의사가 되기 위해 길은 많이 돌아온 듯 했지만 그 과정에서도 소중한 경험을 많이 쌓았고 이 모든 것이 나의 꿈인 치과의사가 되기 위한 준비과정이었다고 생각한다. 집필 작업은 개인적으로도 나에게 치전원은 어떤 곳인가, 나에게 치과의사는 어떤 의미를 갖는지 되돌아보게 하는 시간이었다. 이 책이 치과의사를 꿈꾸는 모든 이들에게 조금이나마 도움이 되었으면 더 바랄 것이 없겠다.

마지막으로 이 책은 개인적인 경험이나 지식만으로 쓴 것이 아니다. 상당 부분은 교수님들께 수업 받은 내용이며 이 외에도 다양한 참고서적과 관련 인터넷 사이트를 참고하였다. 일일이 허락을 받지 않고 이 책에 쓰게 된 것을 죄송스럽게 생각하지만, 많은 독자들이 치의학에 대해 좀 더 관심을 갖게 하고 치과대학이나 치전원에 입학하려는 학생들에게 도움을 주려는 뜻을 이해해 주리라 믿는다.

2009년 2월

| 저자 | 박 찬 영

박 찬 영

- 고려대학교 생명유전공학부 졸업
- 서울대 보건대학원 입학 및 수학
- 현재 전남대 치의학전문대학원 재학 중

추천의 글

구강은 기본적인 생명 유지에 필요한 물질을 인체에 공급하는 첫 번째 기관인 동시에 언어를 통해 타인과의 의사소통을 가능하게 하는 중요 기관입니다. 또한 개개인의 매력을 나타내는 얼굴의 아름다움과도 밀접한 관련을 맺고 있습니다. 치의학은 이와 같이 구강 및 이와 관련된 신체기관을 연구하는 학문입니다.

치의학은 그 중요성에 비해 일반인들의 지식이나 관심은 부족한 실정입니다. 물론 인터넷이라는 정보의 바다에서 누구나 손쉽게 필요한 정보를 얻을 수 있지만, 여기에서 얻는 치의학 정보가 대개는 천편일률적이고 때로는 과장되거나 왜곡되어 있는 경우가 많습니다. 그래서 정확한 치의학에 관한 정보를 교양과 재미를 갖춘 상식으로 바꾸어 일반인들과 소통하는 것이 필요하다 생각되어 왔습니다. 올해로 도입 5년째를 맞이하는 치의학전문대학원이 단순히 수입과 사회적 지위를 보장받고자 하는 치과의사를 배출하는 곳이 아니라, 환자를 진료하는 것 자체에서 보람을 느끼고 학교에서 배운 치의학을 통해 국민의 구강보건에 기여하는 참된 의료인을 양성하는 기관이라는 것을 알려야 할 필요도 느끼고 있었습니다.

이런 의미에서 '보통학생의 치의학전문대학원 들어가기'는 치의학전문대학원 입학을 결정한 때부터 입학 후 3년간의 생생한 자기 경험을 상세하게 소개하고 있어 치과의사가 되려고 하는 사람이나 치의학에 관심이 있는 독자에게 좋은 안내서가 될 것이라 생각합니다. 특히, 치의학을 다른 분야와 연결시킨 비유와 설명은 딱딱한 전문 지식을 재미있는 상식으로 풀어 매우 흥미롭게 다가왔습니다.

3년 동안의 치의학전문대학원 생활이 결코 녹록치 않았음에도 틈틈이 준비해 온 제자의 노력과 열정이 담긴 원고를 훑어보며 스승으로써의 대견함과 선배로서의 뿌듯함을 느낄 수 있었습니다.

꿈꾸는 자만이 얻을 수 있고, 도전하는 자만이 성취할 수 있다는 말이 있듯이 치과의사의 진로를 고민하고 있는 분이 이 책을 통해 생생한 꿈을 꾸고, 현실적인 준비를 하여 꿈이 현실로 이루어지길 바랍니다.

전남대학교 치의학전문대학원 교수 김 선 헌

목 차

왜 치과의사인가?

| 우리 안에 더 많은 것을 받아들일수록 우리의 정신적 수용 능력은 더욱 커진다. |

_ 세네카

1. 치과의사는 3D 직종?

진료하는 도중에 환자의 혈액, 타액(침)이 가운이나 얼굴에 튀고 날카로운 기구에 수도 없이 찔리는 것은 물론 감기, 간염, AIDS 등의 질병에 항상 노출되어 있으며, 일하는 공간이 워낙 밝아 쉽게 노안(老眼)이 온다. 아무리 좋은 자세로 진료를 해도 해가 거듭할수록 허리가 아파오고 어깨가 한 쪽으로 비틀어진다.

치과의사는 기본적으로 외과의사(치과의사의 학위명은 'DDS-Doctor of Dental Surgery' 이다)이기 때문에 항상 의료사고에 주의해야 한다(의료계에서 '되겠지', '괜찮겠지' 라는 생각은 절대로 허용되지 않고 매우 위험한 생각이다). 새로운 치과 지식으로 무장한 환자들의 높은 진료 요구 수준을 만족시키기는 쉽지 않으며 사회에서 바라보는 치과의사의 이미지와 개원환경은 예전 같지 않다.

치과 치료 중 가장 어려운 치료 중 하나라고 하는 근관치료(우리가 흔히 '신경치료'라고 부른다)는 건강보험 수가가 매우 낮은 편이다. 또한 의료계만큼 노동집약적인 산업은 없다.

대학 4년을 마치고 다시 치전원에 입학해 공부하는 4년(그 이상이 될 수도 있다, 치전원에는 유급제도가 있다)동안 받는 경제적, 심리적 부담과 치과의사로서 활동할 수 있을 때까지의 고생한 기회비용 등까지 고려해야 한다.

2. '치의학이란 ○○○ 이다'

위의 ○○○ 안에 들어갈 말은 무엇일까? 정답이란 존재하진 않겠지만, 과학(Science)+공학(Engineer)ing+예술(art)…+알파(환자를 잘 진료하기 위해서는 인간적인 친화력, 환자에 대한 관심과 원만한 성격까지 요구된다)라 할 수 있다. 이러한 치의학을 배우고 활용하는 치과의사는 흔히 과학자의 눈과 예술가의 감각과 장인의 손을 지녀야 한다고 한다.

치의학은 의학과는 다르게 발달해 왔다. 치과의사가 치료하는 영역인 구강은 입술, 잇몸 등의 연조직(soft tissue)으로 이루어져 있으며, 그 안에 경조직(hard tissue)인 치아가 있다.

건강한 소화기관의 시작은 건강한 치아이다. 치아에 문제가 생기면 미(美)적인 문제는 물론, 음식물을 씹거나 맛을 음미하는 데 지장을 주어 건강의 균형을 잃게 된다. 치아는 입 속에 들어온 음식물을 잘게 부수고 침과 섞어서 위나 장이 받아들이기 좋은 상태로 바꿔주는 역할을 한다. 다른 장기가 아무리 튼튼하다고 해도 치아가 제 기능을 발휘하지 못해 음식물을 섭취하는데 문제가 있다면 우리 생명도 위협 받게 될 것이다. 치아는 그 단단함 속에 섬세한 신경과 심장으로 이어진 혈관을 가지고 있는 '살아있는 장기(臟器)' 이다.

치아는 음식물을 1차적으로 씹어서 분해하고, 정확한 발음에 기여하고, 외모의 골격을 이루는 기능 이외에도 다양한 모습으로 우리의 삶을 좌우한다. 자신 있고 당당하면서도 호감 가는 인상을 연출하는 것이 바로 살짝 보이는 하얀 치아이다. 이가 누렇거나 입 냄새가 심한 경우 제대로 말도 못하고 웃지도 못해 자신의 재능이나 매력을 충분히 발휘하지 못할 것이다.

미국에서 재미있는 설문조사를 하였다.

'가장 스트레스 받는 상황은 무엇인가?' 에 대해 물어보았는데 놀랍게도 결과는 1위가 치과치료, 2위는 이혼이었다. 병원에 오면 환자들은 대부분 긴장한다. 따라서 치과의사는 긴장하고 있는 환자의 마음을 열게 하고, 편안한 분위기를 만들어줘야 한다. 독자 여러분이 치과의사라면 치과 치료에 예민해져 있는 환자에게 자신이 생각하는 치료 계획을 잘 설명해주고 무리 없이 그 계획대로 환자를 계획했던 치료에 동의하게 하는 그런 치과의사가 될 수 있겠는가('치과의사로서 성공하고 싶으면 환자의 교주가 되라' 는 말이 있다)?

3. 왜 치과의사인가?

TV를 보다가 우연히 미국의 유명한 토크쇼인 〈오프라윈프리쇼〉를 보게 되었다. 그 날의 주제는 미국사회 내 계층이 분명히 존재하며 계층간 격차가 심해지고 있다는 것이었다. '미국도 우리 사회의 문제와 같은 문제로 고민하고 있구나' 라는 생각이 들며 매우 관심 있게 지켜보았다. 이 쇼의 진행자인 '오프라윈프리' 가 클린턴 정부 시절 노동부 장관을 지낸 패널에게 "계층이 존재한다면 그 계층을 나누는 요소는 무엇인가요?" 라고 물었다. 그 패널은 잠깐 생각하다가 "언어, 몸무게, 치아건강 상태입니다." 라고 대답하였다. 나는 치아가 계층을 나누는 요소가 된다는 패널의 의견이 무척 인상적이었다. 생각해 보니 그 패널의 말은 우리 사회에서도 어느 정도 해당하는 이야기였다. 경제적인 이유로 치료를 미루거나 제때 치료를 받지 못해 구강건강 상태에서도 빈부의 차가 벌어지는 현실! 우리나라에서는 '치아건강 상태' 가 계층을 나누는 요소가 된다는 것이 성립하지 않도록 치과의사들이 할 일이 무척 많다고 생각한다.

우리의 구강은 치아가 상실되어 공간이 생기면 그 공간을 채우기 위해 남은 치아들이 그 공간 쪽을 향하게 된다(이것이 바로 교정치료의 중요한 원리이기도 하다). 그러므로 만약 어떤 환자가 치아 상실 후 이를 방치하다가 나중에 치료를 받으려 해도 치아의 장축은 이미 휘어진 상태이기 때문에 치료가 어렵게 되는 것이다. 이를 교정치료로 다시 맞춘 후 보철치료를 해야 한다면 비용과 환자의 고통은 증가하게 된다. 이처럼 치과 치료를 적절한 시기에 치료해주지 않고 방치하게 되면 악궁 전체가 망가지고 턱관절에 이상이 생길 수도 있다. 치과의사는 경제적 이유 등으로 치료를 미루고 있는 환자들에게 정확한 정보를 주고 치료를 받도록 설득할 수 있어야 한다.

평균 수명이 대폭 늘어나면서 양질의 삶을 유지하기 위한 기본 요건으로써 치아의 중요성은 더욱 더 커지고 있다. 또한 치열한 경쟁사회에서 좋은 인상은 그 사람의 경쟁력을 높여주는 중요한 요소이다. 특히 웃을 때 하얗게 드러나는 가지런한 치아는 좋은 인상을 만드는데 결정적인 역할을 한다. 사람은 얼굴 표정에 따라 인상이 바뀌게 된다. 그 중에서도 표정 변화에 있어 가장 중요한 부분인 치아와 갸름한 턱선은 누구나 갖고 싶어 한다.

그렇다면 이처럼 소중한 치아를 돌봐주고 관리해줄 수 있는 사람은 누구인가?

이러한 보람 있는 일을 하는 그 사람이 바로 여러분이 되고자 하는 치과의사이다!

치과의사가 되는 길은 시간, 돈, 엄청난 노력이 필요한 길이다. 치과의사는 그 동안 검증되고 축적된 여러 가지 치료 방법을 배워서 환자를 치료하고 연구하는 것이 주요한 역할이기 때문에 천재성을 필요로 하는 직업은 아니다. 하지만 배운 지식과 기술, 자신만의 노하우, 새로운 아이디어, 새로운 재료를 끊임없이 연구하고 임상에 적용하는 직업이 치과의사이다.

글이 다소 공격적(?)으로 전개되어 독자들 입장에선 당황스러울 수도 있었겠다. 그러나 변호사, 검사는 선비 사(士)를 쓰지만 의사의 '사' 는 '스승 사(師)' 이다. 시대와 환경이 변하고 치과의사가 되는 길은 험난하지만 다른 사람의 건강과 행복을 위해 신성한 의술을 펼치는 의사의 가치는 앞으로도 변하지 않을 것이다. 환자를 먼저 생각하고, 환자를 위해 노력하고 진료하는 것 자체에 행복을 느낄 수 있는 사람들이야 말로 치전원의 미래 인재들이다.

누가 뭐라고 해도 치과의사가 되고 싶은가? 느낌과 직관은 창조적이고 합리적인 사고의 기반이며 원천이라는 말이 있다. 누가 뭐라고 해도 내가 치과의사가 되고 싶고 잘 할 수 있다는 생각이 들면 그것이 바로 가장 강력한 치과의사가 되고 싶은 동기가 될 것이다.

정보의 비대칭이론은 남보다 많은 정보를 지닌 사람이 상대적으로 유리한 위치에 서게 되고 경제적으로도 우월한 소득이나 결과를 얻을 수 있다는 이론이다. 위의 글을 읽고도 치과의사가 되고 싶다는 결심이 흔들리지 않는 독자는 그야말로 '치전원 스타일' 이다. 이 책을 통해 치전원에 대한 생활이나 정보 등 미래에 대한 설계를 하면서 흔들리지 않는 결심을 가지고 공부한다면 그만큼 더 수험생활을 지혜롭게 할 수 있을 것이다. 치의학에 관한 넓은 시야와 충분한 정보를 가지고 자신의 인생을 멋지게 계획하고 개척해나가기를 바란다.

| 사람이 인생에서 저지르는 가장 큰 실수는 자신이 가장 즐기는 일을 직업으로 만들려고 노력하지 않는 것이다. |

_ 말콤 포브스

02

Pre-DEET(디트 전)

| 누군가를 정복할 수 있는 사람은 강한 사람이다. 그리고 자신을 정복할 수 있는 사람은 더욱 강한 사람이다. |

_노자

1. MEET vs. DEET

MEET(Medical Education Eligibility Test), DEET(Dental Education Eligibility Test)는 의학교육입문검사와 치의학교육입문검사를 일컫는 우리나라의 시험제도로써 2004년 처음 도입돼 매년 8월 한 차례씩 시험이 치러지고 있다. 각각 언어추론과 자연과학추론 I (생물), 자연과학추론 II(물리, 화학 등)의 세 개 영역으로 이루어져 있다. 의학전문대학원 지원자는 MEET 성적을, 치의학전문대학원 지원자는 DEET 성적을 지원 대학원에 반드시 제출해야 한다. 전국의 11개 치과대학 중에서 치전원 체제로 완전히 전환한 학교는 경북대, 경희대, 부산대, 서울대, 전남대, 전북대(가나다 순)이고 부분 전환한 학교는 연세대, 조선대이다. 강릉대, 단국대, 원광대는 치과대학의 교육체계를 유지하고 있다.

이 시험을 준비하고자 하는 사람이라면 이미 알고 있는 사실이겠지만, 치전원은 기존의 치과대학과 제도가 다르다. 치과대학은 고등학교를 졸업하고 대학수학능력시험(이하 수능)을 봐서 입학하여 2년 동안의 · 치의예과와 4년간의 본과의 과정을 거치게 된다. 이에 비해 치전원은 학사학위 소지자(입학생 중에는 그 이상의 고학력자도 많다)가 DEET를 치르고 입학하여 치과대학의 본과에 해당하는 4년 과정을 이수하면 석사학위를 수여하는 과정이다. 우리나라의 치과의사 양성제도는 치과대학이나 치전원 졸업예정자와 졸업자만이 치과의사 국가고시(이하 국시)를 볼 수 있도록 되어있다. 참고로, 외국 치과대학을 졸업한 사람은 예비시험을 통과해야만 국시를 볼 수 있는 자격이 주어진다.

1) MEET vs. DEET

수능을 통해 치과대학에 입학하려는 청소년들에게는 해당되지 않는 이야기지만 4년제 대학을 졸업하고 의사나 치과의사가 되고 싶은 사람들은 매년 8월에 시행하는 MEET, DEET를 응시해야 한다. 하지만 전문대학원에 진학하여 의사가 되기로 마음을 먹었어도 또 하나의 고민이 생긴다.

MEET를 봐서 의전원에 갈 것이냐 DEET를 봐서 치전원에 갈 것이냐가 바로 그 것이다(MEET와 DEET는 같은 날 실시되므로 수험생은 한 가지 시험을 선택하여 응시하여야 한다). 전문대학원으로 전환한 학교가 다르고 개인이 처한 상황이나 적성, 성향, 가치관 등이 다양하기 때문에 결정하기 쉽진 않겠지만 충분히 고민하고 결정해야 할 만큼 중요한 문제이기도 하다.

시험에 합격한 후 자신이 지금껏 살았던 곳이 아닌 타지에서 살게 되는 경우도 고려해야 한다. 힘든 학교생활 후 집에 갔을 때 반겨주는 가족이 있다는 자체가 많은 위로가 되겠지만 스스로 인생을 주체적으로 설계하고 도전해 볼 수 있는 소중한 경험이 될 수도 있다는 것을 생각해야 할 것이다.

주5일제가 정착되면서 대부분의 학교는 토요일은 강의나 실습 등 스케줄이 없다. 많은 일정을 평일에 다 소화해야 하므로 힘들기도 하지만 대개 주말엔 여유가 생긴다. 치전원이 있는 지방 학교들은 대부분 지방 대도시에 위치하고 있어 교통이 편리해 주말에 서울 등 고향 집을 다녀오는데 별 무리가 없다. 따라서 치과의사는 되고 싶지만 학교가 멀어서 고민이라는 분들은 별로 고민할 문제가 아니라고 말해주고 싶다. 그리고 KTX(고속열차)의 경우에는 이동 중에도 노트북으로 컴퓨터 작업을 하거나 간단한 공부나 실습 등이 가능하기 때문에 개인의 노력에 따라서는 시간을 효율적으로 사용할 수 있다.

다음의 내용이 어렵지만 중요한 결정에 도움이 될 수 있을 것이다.

치의학은 일반의학과 구별되는 특수성 때문에 독립된 학문으로 발전해 왔다. 다시 말해 치의학은 의학 계열에 들기는 하지만 의학과는 확연히 구별된다. 치의학은 일반적으로 생각되는 치아의 치료에만 국한된 학문은 아니며 치아 질병과 관련된 진단, 예방, 치료와 관련하여 폭넓게 연구되는 학문이라고 할 수 있다.

일반적으로 치과의사의 진료영역에 대해 잘못 알고 있는 경우가 많은데 눈 밑의 얼굴 영역이 모두 치과의 영역이다. 외국에서는 치과의사가 아니고 '구강악안면외과의사(Oromaxillofacial Surgeon)' 라고도 부른다. 즉 치의학은 악골(턱뼈), 구강의 장기와 조직의 질병을 진단, 예방, 치료하는 원리와 방법을 익히고 연구하는 동시에 결손 또는 상실된 구강 및 인접 조직을 회복시켜 줌으로써 국민 구강건강을 증진시키는 데 기여하는 학문이다.

2) 치과의사가 주로 하는 일

다음은 치과의사가 주로 하는 일이다.

몸을 구부리거나 비틀기, 경미한 화상, 자상, 찔림 등 노출, 건강 및 안전에 대한 책임, 의사결정 권한, 일상 보호장비 착용(마스크, 글로브, 고글 등)

- 치아와 잇몸, 구강조직의 질병이나 상해 및 기능 이상을 진단하고 치료한다.
- 구강질환을 정밀하게 진단하기 위해서 X-RAY 및 기타 의료기기를 이용한 병리검사를 지시하거나 시행한다.
- 회전공구(handpiece), 수공구(hand instrument) 등 치과기구를 사용하여 외과적 수술 및 약물치료를 한다.
- 치아를 깨끗이 하고, 홈을 때우며, 이를 뽑고, 심으며 의치로 대체하는 일도 수행한다.
- 전문치과의사는 구강악안면외과, 보철과, 소아청소년치과, 구강병리과, 예방치과, 교정과, 보존과, 구강내과, 구강악안면방사선과, 치주과 등 10개 과목으로 전문화하여 진단 및 치료한다.

치과가 그 자체로 단일 과로 되어 있다고 생각하는 사람들이 많지만 임상치의학은 8개과로 이루어져 있고 기초와 임상의 중간에 위치한다고 볼 수 있는 예방치과와 구강병리과까지 합치면 10개의 과로 구성되어 있다(치의학 분야의 전문의 취득분야가 10개이다). 전문치과의사의 주요업무를 살펴보면 다음과 같다.

- 구강악안면외과의사는 안면통증, 변형된 턱, 악골(턱뼈) 골절, 사랑니 등의 문제를 지닌 환자들을 치료한다.
- 보철의사는 결손된 자연치나 치아의 치관부 및 조직을 적절한 인공적 장치물로 대체한다.
- 소아청소년치과의사는 유아 및 어린이 구강에 관련된 질환을 전문적으로 진료하고 예방하는 일을 수행한다.
- 교정과의사는 치아의 불균형 성장 및 발달로 인한 치열과 치아구조의 편차를 진단하고 교정하며 예방하는 일을 한다.
- 보존과의사는 시린 치아의 치료, 근관치료 및 치아의 보존(충치치료 등), 미백 치료 등을 수행한다.
- 치주과의사는 치주조직에 발생하는 치주질환을 진단하고 예방하며 치료한다. 잇몸 염증과 치석을 제거하여 치아를 윤택하게 한다.
- 구강내과의사는 구강질환(구강 연조직 등)의 조기발견, 턱관절(TMJ) 치료, 처치 및 정확한 진단과 합리적인 치료계획을 수립하는 방법을 연구하고 활용한다.
- 구강악안면방사선과의사는 방사선사진을 이용하여 구강질환에 대한 진단정보를 판독하고 응용하여 최선의 진료에 임하도록 한다.
- 구강병리과의사는 구강 및 악안면 영역질환과 이에 관련된 전신질환의 병리학적 전문지식을 토대로, 구강영역질환의 정확한 진단법을 연구하여 활용한다.
- 예방치과의사는 개인과 가정, 사회 전체를 상대로 구강질환이 발생되지 않도록 사전에 예방하여 구강건강을 증진시키고 지역사회 구강보건사업을 기획, 조정, 평가한다.

3) 나의 꿈은 치과의사?

이제 치전원에 입학하기로 마음먹었다면 나의 상황을 고려해 내가 갈 수 있는 학교를 정해 맞춤 공부 계획을 세우는 것이 필요하다. 대학에서 DEET 시험과목과 관련한 전공을 선택하면 아무래도 공부하기가 훨씬 수월한 것은 사실이나 그 차이가 절대적인 것은 아니고 인문계 출신이면서도 높은 DEET 점수를 받는 경우가 얼마든지 있다. 지원자의 합격률을 보면 비전공자의 합격률이 약 50%에 달하고 있다.

다시 말해 치전원은 비전공자들에게도 충분한 기회를 제공하고 있다는 것이다(www.epms.co.kr 통계 자료 참고). 자신의 노력과 함께 시험에 대한 노하우를 가진 훌륭한 선생님들이 많이 계시니 그 분들의 도움을 받는다면 시행착오를 줄이고 실패의 위험을 최소화할 수 있을 것이다.

우선, 큰 욕심을 부리지 말라고 조언해주고 싶다. 공부하면서도 자신이 행복하게 공부할 수 있게끔 환경을 재정비 할 필요가 있다. 남들이 새벽 6시부터 나와서 밤늦게까지 공부한다고 괜히 나까지 따라 할 필요는 없다. 나에게 맞는 공부방법이 있다는 자신감을 가지고 스스로에게 실망하지 않도록 자기 리듬에 맞춰 공부하면 되는 것이다. 중요한 것은 모든 일을 열심히 하는 것이 아니라 중요한 일을 열심히 하는 것이다. 물론, 나태함과 자신의 공부 리듬은 확실히 구분 지어야 할 것이다.

대부분의 학교에서 공인 영어(TOEFL, TEPS 등)나 자체 영어 시험을 본다. 그러므로 DEET 성적 못지않게 영어도 중요한 전형요소 중 하나이다. 그러므로 자신이 지원하려는 학교에서 인정하는 공인 영어 성적은 먼저 준비해 놓고 DEET 준비에 들어간다면 훨씬 편한 마음으로 준비할 수 있을 것이다. 나 역시 다행히 어느 정도의 영어 성적을 획득해

놓고 DEET를 준비해서 훨씬 수월했던 것 같다(많은 사람을 상대로 하는 시험에는 항상 노하우가 있기 마련이다. 학원가의 유명한 선생님들은 다 그만한 이유가 있다). 하지만 영어 준비가 되지 않았다고 해도 최소한 3월부터는 DEET 준비를 해야 한다.

즐거운 마음으로 공부해야 슬럼프 없이 공부할 수 있다. 친구들은 대학 졸업 후 취업해서 인생을 하나씩 설계해 나가는데 자신은 공부를 계속 하고 있으려니 부모님께 죄송하기도 하고 여러 가지로 스트레스를 받지 않을 수 없다. 더군다나 DEET를 대비하는 학원비용은 많이 부담스럽다. 이런 상황을 극복하며 공부하려면 자신의 마음을 다잡는 수밖에 없다. 치전원에 들어가려는 것은 자신이 행복해지기 위함이라는 점을 명확히 인지할 필요가 있다. 그래야 공부 도중 지치고 힘들어도 포기하지 않고 끝까지 노력할 수 있을 것이다. 삶을 지탱해주는 것은 가능성이며 가능성이 있기 때문에 삶은 아름답다.

| 참다운 마음의 평화는 최악의 상태를 감수하는 데서 얻어지며, 이것은 심리적인 부담의 해방을 의미한다. |

_ 중국의 철학자 임어당

2. 수험전략

| 오늘을 붙들어라! 되도록 내일에 의지하지 말라! 그날 그날이 일년 중에서 최선의 날이다. |
_에머슨

치의학전문대학원 입학을 준비하는 과정은 입학하고 나서 치과의사가 되는 과정만큼이나 녹록하지 않다. 그렇기 때문에 대학교 재학생을 제외하고, 다른 일을 하면서 이 과정을 대비하는 것은 현실적으로는 어렵다고 생각한다(물론, 다른 일을 하시면서도 시험에 합격한 분들도 많이 있다). 그리고 DEET의 특성상 오래 준비한다고 해서 고득점이 나오는 것도 아니기 때문에 보통 '열심히 준비할 수 있는 1년' 정도를 수험기간으로 잡는 것이 좋다. 누구에게나 사용할 수 있는 자원은 유한하다. 그러므로 시험 준비에서도 자신만의 훌륭한 전략과 시간 분배가 자신이 원하는 대학원의 합격을 좌우할 것이다.

치의학전문대학원 입학을 위해 중요한 요소들이 학부과정의 평점학점(GPA), 공인 영어 성적, DEET 성적 등인데, 본격적인 DEET 수험 준비에 앞서 학점과 영어는 미리 준비를 끝내놓는 것이 좋다. 영어는 굳이 치전원 입학을 위한 것이 아니더라도 다른 분야에서도 많이 요구하기 때문에 미리 준비하는 것이 여러모로 유익하다. 일정 점수 이상의 영어 성적을 미리 받아놓지 않고 DEET와 영어 시험공부를 병행할 경우 DEET 대비에 집중하기 어렵고 불리한 점이 많다. 그러므로 영어는 아무리 늦어도 DEET 6개월 전에는 끝내는 것이 그 이후의 수험 전략을 짜는 데에 유리하다. 또한 치전원 입시를 위해 학원과 학원 강사 선택 역시 중요하지만 공부는 스스로 하는 것임을 잊지 말자.

www.meetdeet.net 등 치의학전문대학원 수험생들의 커뮤니티 등에 접속하면 이미 입학한 선배들의 합격후기 등이 나와 있으니 자신과 비슷한 상황이었던 선배의 합격수기를 참고하면 시험을 준비하는 데 많은 도움이 될 것이다. DEET는 무조건 열심히 한다고 해서 고득점을 받을 수 있는 시험이 아니기 때문에, 개인적인 노력을 통해 많은 정보를 확보하여 자신만의 전략을 가지고 시험에 대비하는 것이 바람직하다.

1) 배경에 따른 차별적인 접근법

치의학전문대학원에 진학하기로 결심을 했다면 가장 우선적으로 점검해야 할 일이 '지원자격'을 갖추는 일일 것이다. 치의학전문대학원에 진학하기 위해서는 국내외 4년제 대학의 학사 학위를 반드시 취득해야 한다(대학원 진학 시기를 앞당기기 위한 목적으로 조기 학사취득을 목표로 삼는 것도 고려 가능하다).

각 학교의 모집 요강(2009년 기준, 부록 참고)을 보면 알 수 있듯이 대부분의 치전원들은 예과과정에서 진행되었던 자연과학 및 인문사회 영역의 기본지식을 판단할 수 있는 지원 자격으로서 선수과목의 이수를 요구하고 있다. 수험생 중에는 이미 지원 자격을 갖추고 있는 경우도 있을 것이고, 인문계통의 대학을 졸업하여 선수과목을 이수하지 못한 수험생도 존재하므로 이들의 치전원 입학을 위한 전략은 다를 수밖에 없을 것이다. 그러므로 여기에서는 수험생의 상황에 따른 차별적인 접근법을 소개하고자 한다.

2) 선수과목 취득 방안

(1) 기졸업자 중 선수과목 미취득자의 경우

미처 학부에서 선수과목을 이수하지 못한 졸업생의 경우 선수과목 취득 방법에는 크게 시간제등록제도와 학점은행제도 두 가지 방법이 있다. 시간제등록제도는 각 대학에서 운영하는 제도로서 전일제 학생과 별도로 시간제 학생의 입학을 허용하는 제도이며 매 학기별로 신입생을 선발하고 선발된 학생은 학점 취득 범위 내에서 자유롭게 대학에 개설되어 있는 과목을 수강 신청하여 들을 수 있다.

반면에, 학점은행제도는 학점인정기관(대학의 평생교육원, 사설학원 등)에 개설되어 있는 과목을 이수하면 이에 해당하는 학점을 교육과학기술부에서 공식적인 학점으로 인정해주는 제도이다. 정규 대학에 개설되어 있는 과목을 이수할 수 있는 시간제등록제도에 비해 학점은행제의 경우 개설된 과목이 정규 대학의 전공 교과목명과는 차이가 있으며, 교과 과정이 개설된 기관 자체도 적기 때문에 선수과목이 모자란 수험생의 경우 시간제등록제도가 더 유리하다고 볼 수 있다.

이 두 가지 방법으로 선수과목에 대한 자격 요건을 갖출 수 있지만 이를 인정해주는 것은 각 대학원의 재량이기 때문에 자신이 목표하고자 하는 대학원의 모집 요강을 잘 읽어보고 자신의 상황을 잘 고려하여 선택하는 것이 좋다. 시간제등록제나 학점은행제 모두 선수과목 이수를 위한 과정으로만 생각하지 말고, 이들 과목이 DEET의 시험과목인 경우가 많으므로 수업을 들으면서 DEET를 대비하는 것이 바람직하다.

(2) 대학교 재학생인 경우

역시 각 대학원별로 요구하는 선수과목 기준(학점, 해당 교과목 명 등)을 확인해야 한다. 그런 다음, 계절학기 및 잔여학기를 최대한 활용하여 목표 하고자 하는 전문대학원의 선수과목 학점을 취득해야 한다. 선수과목 평점평균을 요구하는 학교도 있을 수 있으므로, 선수과목의 성적관리에도 신경을 써야 한다. 이 경우가 선수과목 취득을 위한 가장 이상적인 경우인데, 체계적으로 진도에 맞춰 예·복습을 하면 DEET에 대한 기초 대비가 될 뿐 아니라 좋은 학점도 받게 되므로 한 번의 노력으로 두 마리 토끼를 다 잡을 수 있는 격이다.

3) 스터디, 생활리듬 등에 관한 Tip

혼자 공부하는 것이 더 효율적인 사람도 있겠지만, 시험의 특성상 독학만으로 필요한 내용을 모두 이해하기란 어렵고 장기전이기 때문에 스터디 모임의 조직을 추천한다. 스터디 구성원끼리 서로 격려해주면서 같이 공부하면 큰 도움이 된다. 책 진도를 정하고 각자 공부해 온 후, 다 같이 모여 서로 이해가 안 되는 부분을 묻고 답하는 방법이 좋을 것이다. 스터디 구성은 무엇보다 마음에 잘 맞고 가급적이면 시험 과목별 전공대로 조직하는 것이 유리할 수 있다. 서로 자극을 주는 발전적인 관계가 좋을 것이다.

잠을 무리하게 줄이고 공부해서 성적을 높이기보다는 자신의 생활리듬에 맞게 시간을 효율적으로 이용하는 것이 좋다. 공부 장소의 선택 역시 부정적인 환경을 떠나 격려의 분위기가 넘치는 곳으로 가는 것이 좋다. 경제적, 시간적 부담이 되더라도 자신에게 최대의 학습효과를 발휘할 수 있는 곳을 선택하자.

> | 잠은 필요한 만큼 잤고, 공부하다 졸리면 언제든 책상에 엎드려 자곤 했다. 이렇게 공부를 하다 보니 노는 것보다 오히려 마음이 더 편했고 특히 잠자리에 들 때는 최선을 다해 하루를 보냈다는 만족감과 함께 분명히 더 행복했다. |
>
> _ 〈인생을 바꾸는 자기 혁명- 몰입〉 중에서/ 황농문

마라톤에서 좋은 성적을 거두려면 자신만의 페이스를 지켜야 하듯, 공부를 할 때도 각자의 상황에서 최적의 페이스를 찾는 것이 중요하다. 특히 입시처럼 장기간에 걸쳐 최선을 다해야 하는 경우에는 자신만의 페이스를 찾아서 하루의 패턴을 만들고 이것을 반복해야 한다.

무리하지 않으면서 꾸준히 공부하는 비법을 찾아야 한다. 이 때 규칙적인 운동을 하는 것이 좋다. 운동하는 시간이 아까워서 운동을 하지 않는다는 수험생이 많은데 이는 잘못된 생각이다. 규칙적인 운동을 1주일만 해보라! 기분이 훨씬 좋아지고 컨디션이 좋아져서 공부에 대

한 의욕과 자신감이 샘솟을 것이다.

4) DEET 과목별 공부 방법

(1) 언어추론

DEET는 시험 특성상 자연계 전공자들이 많이 지원해서 언어추론에 자신 없어 하는 경우가 많다. 하지만 언어 추론은 준비여하에 따라 고득점이 가능하며, '효자과목'이 될 수 있음을 명심하자. 언어추론 영역은 기출 문제를 미리 풀어보고 나서 어떻게 대비해야 할 지 개인적으로 전략을 짜는 것이 좋다. 시험에 가까워질수록 점점 더 독서를 할 수 있는 시간이 부족하므로 DEET의 본격적인 준비 전에 자신이 부족한 분야의 배경지식을 독서를 통해 쌓는 것이 필요하다.

언어추론 영역은 시험 시간에 비해서 지문 길이가 길고 문제가 많은 편이다. 그러므로 주어진 시간 안에 문제 푸는 연습은 매우 중요하다. 실제로 시간이 매우 부족하기 때문에 효과적으로 지문에서 정보를 찾아내는 방법을 익혀야 한다. 특히 문제별 배점은 같기 때문에 난이도 높은 문제에 시간을 허비하기 보다는 뒤에 남아 있는 쉬운 문제를 맞히는 게 더 유리하다는 것을 명심할 필요가 있다.

언어추론 영역은 모아서 공부하기 보다는 꾸준히 중요한 테마, 기본지식, 중요한 관점들에 대한 독서를 하고 문제를 푸는 연습을 지속하는 것이 좋다. 이 때 독서는 실제 문제 지문이라고 생각하고 독해훈련을 하는 연습을 한다. 이를 위해서는 지금까지 출제된 기출문제 등을 토대로 문제유형이나 출제의도를 파악하고 있어야 할 것이다.

(2) 자연과학추론

① 자연과학추론의 개요

자연과학 추론은 단권화 전략으로 승부하자!

치전원에 진학하려고 하는 사람이라면 모두 나름대로 공부에 대한 노하우가 있을 것이다. 자연과학추론은 생물학, 일반화학, 유기화학,

물리학으로 나뉘는데 이 과목들을 단시간 내에 모두 공부한다는 것은 현실적으로 불가능하다. 모두들 알고 있겠지만, 시험에서 좋은 결과를 얻기 위해서는 공부의 양도 중요하지만 공부의 효율과 질도 중요하다. 이를 위해서 가장 필요한 것이 고승덕 변호사(현재는 국회의원)도 그의 저서에서 소개했듯이, 각 과목별로 자신에게 가장 잘 맞는 검증 받은 기본서를 정하여 이 책으로 '단권화' 하는 것이다. 예를 들어 자연과학추론 I(생물학)의 기본서를 '기린책' 으로 정했다면 자신이 앞으로 공부하는 생물학의 모든 내용을 이 책에 정리하여 반복적으로 읽고 최종적인 자신의 자연과학추론 I은 이 책으로 마무리 하는 것이다. 이 방법으로 공부하면 처음에 읽을 때 이해되지 않던 부분도 2, 3번째 읽을 때 이해가 되고 실제 문제와도 접목해서 공부하면 성취감도 느끼면서 노력이 그대로 성과로 이어질 수 있을 것이다. 많은 수험생들이 범하게 되는 치명적인 실수가 처음에는 욕심이 과하여 많은 책을 다 공부하고 시험을 하는 것이다. 하지만 이 방법은 마무리하기 어렵고 가장 결정적으로 '반복' 이 어렵기 때문에 실패 가능성이 매우 큰 방법이다. 그러므로 '내가 공부한 내용만큼은 반드시 내 것으로 만들겠다' 라는 각오로 모든 과목을 '단권화 전략' 으로 공부하는 것이 가장 효율적일 것이다. 경험해 본 사람은 알고 있겠지만, 반복학습은 단순한 반복학습이 아니다. 반복학습은 똑같은 내용을 공부하더라도 이해하는 정도가 다르다. 내용에 대한 깊이 있는 이해는 공부의 양이 아니라 반복으로 이루어진다. 역설적이지만, 반복은 곧 변화이다.

② 자연과학추론 I (생물학영역)

생물학의 범위는 그야말로 광대하다. 따라서 생물학의 각 분야의 전공서를 다 공부하겠다는 욕심은 갖지 않는 것이 좋다. 우선, 고등학교 생물 I · II를 확실히 이해하고 여러 기본서 및 쉬운 전공서를 공부하여 기초를 충분히 이해하는 것이 효과적이다. DEET의 자연과학추론 영역은 난이도가 상당하지만 기초적이고 기본적인 내용을 잘 이해하고 있으면 상대적인 고득점이 가능하다. 그 만큼 기초 실력이 중요하므로 고등학교 참고서나 문제집도 무시하지 말고 기초 지식을 점검하는 차원에서 본격적인 수험준비 초반에는 한 번 이상 완벽하게 공부하도록 한다. 그 이후에는 '단권화 전략' 으로 기본서를 정독하여 생물학의 전체적인 틀을 잡는다. 또한 자연과학추론 I에서는 그림, 도표, 실험의 원리, 의미, 방법, 해석 등을 이해하고 추론하는 것이 매우 중요하므로 그림의 의미를 설명을 보지 않고 추론해 본다든지 실험방법을 읽고 결과를 추론해 보고 확인하는 공부방법이 필요하다.

자연과학추론 I(생물학영역)은 진도를 맞춰 공부하되, 내가 오늘 공부하려 했던 내용이 아닐지라도, 친구들과 공부에 대해 이야기 하던 내용이나 잠깐 언급된 주제가 있다면 다시 한 번 기본서의 그 부분을 찾아 공부하는 것이 좋다. 이렇게 공부하는 방법은 기억에도 오래 남고 주제별로 출제되는 자연과학추론 I의 출제 경향에도 적합한 공부방법이다. 또한 이러한 습관은 장차 의사가 되어서도 필수적으로 요구되는 것이다.

③ 자연과학추론 II (일반화학, 유기화학, 물리학영역)

■ 일반화학

일반화학의 경우 기본 개념을 잘 잡는 게 중요하다. 기초가 부족하다면 역시 고등학교 화학 I · II를 먼저 공부(교과서, 하이탑 등)하는 것이 좋다. 기본 개념을 확실히 이해하고 내 것으로 만든 이후에는 기본서인 〈현대일반화학－옥스토비〉, 〈일반화학－마스터톤, 맥머리〉 등으로 공부한다. 이들 기본서를 충실히 보고 예제를 꼭 내 것으로 만드는 것이 좋다. 문제를 풀어보면서 그 동안 간과한 내용은 없는지 점검해보고 쉬운 예제라도 지겨울 정도로 반복하여 실수를 줄이도록 훈련한다. DEET는 객관식 시험이기에 단순암기보다는 문제 유형을 파악하고 오답노트나 지식을 가지고 추론하는 문제를 반복적으로 풀어보는 것이 좋다.

■유기화학

유기화학은 기본 지식을 요구하는 문제에서부터 심화된 문제까지 다양하게 출제된다. 유기화학은 기초가 없을 경우 가장 포기하고 싶은 과목이지만 결코 포기하면 안 되는 과목이다. 실제로 기본 개념만 잘 이해하고 있어도 맞힐 수 있는 문제가 많다. 유기화학은 그 특성상 한 문제에 여러 단원의 내용이 통합된 문제가 출제되므로 단순암기보다는 각 단원을 연관 지어 공부하는 것이 좋다. 역시 스터디를 조직하여 일정 부분씩 공부해 와서 궁금하거나 이해가 안 되는 부분을 물어보는 방식으로 진행하면서 여건이 허락된다면 학원 강사에게 많이 물어보는 것이 좋다. 이런 과정을 거치면서 유기화학의 개념이 정립되고 추론적 사고가 가능해진다. 유기화학의 기본서는 Atkins, Macmurry, Solomon, Fessenden 등이 있지만, Macmurry 책이 이 시험을 준비하는 학생들이 가장 많이 보고 설명이 쉽고 내용이 충실한 책이다.

■물리학

물리는 심화된 고등학교 물리 수준의 문제(70% 정도)와 대학에서 배우는 일반물리 수준의 문제(30% 정도)가 출제된다. 이렇게 보면 고등학교 물리만 열심히 공부해도 70% 이상 득점하여 상대적으로 고득점을 얻을 수 있지만, 일반물리 문제 역시 간단한 개념이나 정의 등을 물어보는 쉬운 문제가 출제되기 때문에 이 부분을 소홀히 해서는 안 된다. 물리의 기초가 부족한 수험생은 고등학교 물리 I · II 교과서를 연습 문제까지 확실히 정복하면 물리 공부의 기본 토대를 세우는 데 도움이 된다. 그 이후에는 고등학교 물리의 이해 수준을 높이고 고등학교에서 다루지 않는 일반물리 부분(토크, 유체-베르누이법칙, 전자기학의 맥스웰방정식, 현대 물리의 양자역학과 상대성 원리 등)을 공부한다. 이 단계에서는 기본서(할리데이 등)의 내용 설명을 읽고 관련된 문제를 풀어보는 방법으로 공부한다. 물리 역시 고등학교 때 수학 공부하는 방법처럼 잘 모르겠다고 해설이나 해답부터 읽지 말고 문제를 해결하기 위해 '몰입'의 과정을 거치는 노력이 필요하다. 일반 물리 부분에서는 개념과 공식 사이에 상관관계를 잘 파악하는 것이 중요하다. MEET, DEET가 시행된 지도 이제 5년 이상이 되니 기출문제의 양도 상당하다. 항상 기출문제를 통해 출제 경향과 의도를 파악하고 그에 맞추어 공부하는 것이 중요할 것이다.

DEET는 전공자라고 해도 시험 성적이 좋지 않은 경우도 있고, 비전공자도 개인의 노력에 따라 고득점을 맞을 수 있는 시험이다. 전공자라 해도 잘못 알고 있는 개념이 있을 수 있고 시험에 필요한 지식은 다를 수 있으며 많은 문제 풀이 연습을 하는 것이 중요하기 때문이다. 그러므로 아무리 자신 있어도 방심하면 안 되고, 아무리 자신 없어도 포기해서는 안 된다는 것을 명심하자. 마지막으로 고승덕 변호사의 학습 전략인 '단권화 전략'이 제한된 시간 내에 가장 효과적으로 공부할 수 있는 방법이라는 것을 강조하면서 이 장을 마무리하고자 한다.

| 삶은 우리 자신이 만드는 것이고, 언제나 우리 자신이 만들어 왔고, 앞으로도 우리 자신이 만들어 나갈 것이다 |

_ 그랜드마 모세

03

Post-DEET(디트 후)

| 패배에 연연하지 마라. 패배는 인생에서 단 하루 벌어진 일일 뿐이므로 거기에 압도되어서는 안 된다. 인생이란 링에서 선수로 뛰는 한 고통은 불가피하며 목표를 위해서 이 고통의 벽을 넘어야 한다. |

_ '할아버지 복서' 로 불리며 45세로 다시 세계챔피언이 된 조지 포먼

1. DEET 시험 후, 이 시간을 보람차게 보내자!

이제 DEET 시험은 끝났다. 자신의 시험 결과가 어떻든 간에 이제부터는 성적에 연연하기 보다는 앞으로의 일정에 맞추어 자신이 지원하려는 학교에 대해 필요한 준비를 해나가는 것이 좋다. 대부분의 학교에서는 학업계획서와 자기소개서를 작성해야 하고 면접도 중요한 비중을 차지하고 있다.

각자의 상황에 따라 영어 점수가 부족한 경우도 있을 수 있고 자기소개서, 학업계획서, 면접에 대한 준비가 잘 되어있지 않은 경우도 있을 것이다. 8월 말에 DEET를 치르고 나면 10월 말 정도에 각 학교에 원서접수를 하니까 2개월 이상의 시간이 남는다. 이 시간을 잘 활용하면 자신의 약점을 보완할 수 있다.

조금만 노력하여 찾아보면 이 시기를 잘 보낼 수 있는 유용한 프로그램이나 자료들이 많다. 치의신보(대한치과의사협회지), 세미나리뷰(치과의사를 위한 잡지), 책, 건강 강좌(도움이 되는 책이나 인터넷 사이트는 부록에 정리하였다), 모교의 실전면접 프로그램, 노동부에서 운영하는 취업면접 프로그램 등 면접에 대비할 수 있는 다양한 기회가 여러분을 기다리고 있다. 입학을 위한 면접은 취업 면접과 다르다고 생각할 수 있지만 내가 직접 경험해 본 결과 크게 다르지 않으며 나 자신을 객관적으로 바라보는데 많은 도움이 되었다.

봉사활동은 미리미리 대학시절부터 꾸준히 하는 것이 이상적이겠지만 봉사활동이 부족한 사람은 이 시기라도 너무 늦었다고 생각하지 말고 자신에게 맞는 봉사를 찾아서 해보는 것이 좋다. 봉사활동을 하면서 어떤 일을 하였고 이 일은 치과의사가 되기 위해 어떤 식으로 도움이 될 수 있는지를 자기소개서 등에 적으면 도움이 된다. 요즘엔 봉사가 사회적으로 활성화되어 있어서 많은 기회가 있으니 잘 찾아보자.

2. 면접질문 유형

다음은 치전원 면접에서 자주 등장하는 질문들이다. 미리 숙지하고 있으면 중요 주제에 대해 미리 준비해볼 수 있을 것이다(사고 능력 평가, 전공과 관련된 수학능력이 있는지를 평가, 건전한 사고를 가진 의료인이 될 인성을 평가할 수 있는 문항들이기 때문에 학교마다 내용이 크게 다르지 않다).

1) 문제 해결형

'문제 해결형' 질문은 지원자에게 실제 학교생활에서 발생할 만한 문제 상황을 제시하고 이에 대한 대처 방법을 묻는 방법이다. 이 방법은 학점, DEET점수, 영어점수 등 객관적인 능력은 뛰어나지만 인성, 적성, 실무 능력이 부족한 지원자들을 가리기 위한 의도를 가지고 있다. 실제 질문들을 보면,

- 입학하게 되어 학교를 다니게 되면 나이 어린 선배가 있을텐데 학교생활을 어떻게 하겠습니까?
- 집단의 대표라면 구성원들을 어떻게 모임에 참여하게 하겠습니까?
- 치과의사는 하루 종일 환자를 대하는 직업입니다. 환자나 동료 직원들과 즐겁게 생활할 수 있는 당신의 능력은 무엇입니까?
- 난동을 부리는 환자나 환자 가족이 있다면 어떻게 대처하겠습니까?

→ 창의적이되 현실 감각에 너무 뒤떨어지지 않는 대답을 하는 것이 중요하다.

2) 로또형

일확천금이 생겼을 경우를 가정해보는 '로또형' 질문은 직업관에 대해 알아보기 위한 질문이다.

- 일확천금이 생겼을 경우에도 치과의사 생활을 계속할 것입니까?

→ 이 질문에서 미련 없이 학교를 그만두겠다고 대답하는 것은 적절치 못하다. 치과의사라는 직업이 자아실현의 과정이라는 식의 대답을 하면 무난할 것이다.

3) 시험형

학교에 대한 충성심을 테스트해보려는 '시험형' 은 실제와 상관없이 난감한 상황을 제시해 지원자의 성향이나 가치관을 평가하는 것이다.

- 치과의사는 기본적으로 외과의사입니다. 치료 도중 환자의 혈액, 체액 등을 보는 상황이 괜찮습니까?
- 바빠서 가족을 자주 못 만날 수도 있는데 괜찮습니까?
- 병원에서 환자를 진료하고 있는데 급한 일이 생겼다면 어떻게 할 것입니까?

→ 무조건 불사하겠다는 대답보다는 학교생활에 충실하되 자기 계발, 자신의 삶과 어떻게 조화롭게 이끌어 나갈 것인지 보여 주는 것이 좋다.

4) 경력 로드맵형

치과의사로서 경력 단계별로 어떤 비전을 가지고 발전해나갈 것인지 살펴보려는 질문도 있다.

- 앞으로 10년 후 자신의 모습을 얘기하시오.

→ 경력 로드맵을 미리 계획하여 현실 가능성이 있는 것으로 구체적으로 설명하는 것이 좋다.

5) 토론 면접형

이런 유형은 지원자간 토론을 벌이고 이를 관찰 · 평가하는 방식이다.

자연스럽게 의견을 펼쳐가며 상대방의 의견에 동의하는 모습을 보여주는 것이 좋다. 튀어야 한다는 강박 관념에 너무 혼자서만 말하려고 한다든지 남의 말을 경청하지 않는 태도는 적절치 않다. 예를 들어, 'A씨가 이런 말씀을 하셨는데 이 점은 맞는 것 같고 공감이 가지만 이 점은 내 시각에서는 저러한 이유로 다르다고 생각한다.' 는 식으로 말하는 것이 좋다. 자신의 의견과 다른 경우, 반론만 제시하지 않고 공감하는 의견이 나왔을 때도 말을 받아 더 다양한 시각으로 정리하는 방식이 바람직하다. 면접하는 교수님들은 오랫동안 같이 생활하면서 똑똑하고 포용력 있는 사람을 선호하기 마련이다.

6) 자주 등장하는 질문

- 왜 치의학이나 치과의사에 관심을 가지게 되었습니까?
- 친척 중에 의사나 치과의사가 있나요(치과의사로서의 어려움에 대해 이해하고 있습니까)?
- 누군가가 치과의사가 되라고 한 사람이 있습니까? 있다면 누구지요?
- 어떤 부분에 관심이 있습니까(일반치과의사, 전문치과의사, 기초연구교수, 임상교수 등)?
- 왜 우리 대학을 선택하게 되었습니까?
- 주변에 우리 치과대학을 졸업한 친구나 친척이 있습니까?
- 다른 대학에도 지원했습니까?
- 고등학교 때 왜 현재의 전공(대학 전공)을 선택했습니까?
- 생명공학(기타 자신의 전공) 전공자로서 치의학에 어떻게 공헌할 수 있다고 생각합니까?
- 주변 사람들(가족, 여자친구 등)이 치과의사에 대해 어떻게 생각하나요?
- 자신의 고등학교 성적(치과대학의 경우), 대학교 성적(치전원의 경우)에 대해 설명해 보십시오.
- 학부 성적이 떨어진 경우가 있었습니까? 있다면 언제입니까? 성적이 떨어진 특별한 이유가 있나요?
- DEET 준비는 어떻게 하였습니까? 자신의 DEET 성적에 대해 설명해보세요.
- 10년 후의 자신의 모습은 어떨 것 같습니까?
- 자기소개서를 보니 회사(대학원)를 다녔는데 어떤 일, 프로젝트를 진행했는지 설명을 해보십시오.
- 당신이 지금까지 한 일 중 가장 중요한 것은 무엇이고 그 이유는 무엇입니까?
- 당신은 재학 중 그리고 졸업 후 학교에 어떻게 기여할 수 있겠습니까?
- '훌륭한 치과의사'란 어떤 치과의사라고 생각합니까?
- 자기 자신을 잘 나타내는 형용사 3단어, 자신의 좌우명은 무엇입니까?
- 인생목표는 무엇이고 앞으로 시간을 어떻게 설계하겠습니까?
- 우리 대학의 장점과 개선할 점은 무엇이라고 생각합니까?
- 시간 날 때 가장 즐겨 하는 일은 무엇입니까?

- 혈액, 심한 상처, 교통사고 환자의 얼굴 등을 보는 것이 괜찮은가요?
- 우리 학교의 교과과정은 당신이 졸업한 학교보다 2배 이상 힘들고 공부 양도 많을 것입니다. 입학하게 되면 잘 공부할 수 있는 능력과 자신감 있습니까?
- 불행히도 올해 시험에 떨어지면 어떻게 하시겠습니까?
- 당신의 가장 큰 장점과 단점은 무엇입니까? 자기소개를 해보세요.
- 당신은 어떤 면에서 우리 학교에 입학할 자격이 있다고 생각하십니까?

위와 같은 내용들은 실제 면접에서 질문 받을 수 있는 내용일 뿐 아니라 자기소개서, 학업계획서에서도 활용할 수 있다. 위의 질문들에 대한 본인의 답변을 잘 엮으면 그것 자체가 훌륭한 자기소개서, 학업계획서가 될 것이다. 미리 답변을 정리해 놓으면 실제 면접에서도 비슷한 질문 나왔을 때 당황하지 않고 자신의 소신을 당당히 밝힐 수 있을 것이다.

3. 자기소개서에 관련한 TIP

자기소개서는 자신이 원하는 학교의 입학을 위해 작성하는 일정한 의도를 가진 글이다(자기소개서는 인생 고백서가 아니다). 자신이 왜 치과의사가 되고 싶고 학교에 어떻게 기여할 것인지 열의를 보일만한 과거의 경험담 내지 무용담이 있다면 적극 제시하자.

- 자신이 왜 이 학교에 입학해야 하는지 함축적인 문구(광고의 '카피' 등)를 제목으로 제시하면 좋다.
- 자기소개서도 천편일률적이 될 수 있음을 경계해야 한다. '엄격하지만 자상한 부모님 아래에서', '입학만 시켜주시면 열심히 하겠습니다', 각종 미사여구 등은 입학에 별 도움이 안 될 것이다.

- 자신의 능력을 과장하거나 왜곡하는 것도 금물이다. 자기소개서나 학업 계획서 등은 면접의 기본 자료로 사용하기 때문에 심층 면접에서 문제가 될 수도 있다.
- 단점을 너무 솔직하게 작성하지는 말자. 개선 가능한 단점이 있고 이를 극복하기 위해 어떤 노력을 하고 있는지 서술하는 것은 좋지만, 치과의사가 되기에 적절하지 못한 자신의 단점을 그대로 작성하는 것은 바람직하지 않다.
- 맞춤법에 주의하고 인터넷 용어 등의 사용은 금물이다. 지원하고자 하는 학교에서 분량을 정해주면 지키도록 노력하고 너무 짧거나 길지 않도록 한다. 그리고 너무 튀는 형식이나 내용도 적절치 않다. 치과대학이나 치전원은 보수적인 곳이다.
- 교수님들께서 자기소개서를 읽으면서 입학의 이유를 설득당하도록 서술한다. 자기소개서는 자신을 소개하는 '설명문' 이 아니다. 요즘 유행하는 서적들(심리, 설득, 인간관계 등의 분야)을 총동원해서라도 설득할 수 있는 '논설문' 을 써야 한다. 자신의 기본적인 능력을 바탕으로 어떤 치과의사가 될 것이고 학교에 어떻게 기여하겠다는 것이 구체적인 자신의 사례와 함께 생생하게 그려지도록 작성하자.
- 자기소개서에 꼭 들어가야 할 형식을 갖추자. 자기소개서에는 성장과정, 성격, 특별한 능력, 좌우명, 지원동기, 장래희망이나 포부 등이 포함되어야 한다.
- 논설문의 기초라 할 수 있는 주장의 일관성을 갖추자. 자신이 왜 치과의사가 되고 싶고 이를 위해 어떠한 노력을 했는지 과거의 자신의 노력을 지원 동기와 일관되도록 작성하자. 주제와 상관없는 문구들은 글의 설득력을 떨어뜨린다.
- 각 학교별로 큰 차이는 없지만 지원하고자 하는 학교의 자료들을 모두 수집하여 학교가 원하는 지원자가 자신과 일치함을 자기소개서에서 보여주는 것이 좋다.
- 자신이 현재보다 미래의 발전 가능성이 더 크다는 것을 제시하자. 이를 위해서는 향후 5년, 10년, 20년 후 자신의 목표 등을 제시하고 이를 위해 어떻게 노력해왔고 앞으로도 어떤 식으로 실행할 것인지를 제시하면 도움이 된다.

4. 면접에 관련한 TIP

면접은 최종합격여부를 결정짓는 중요한 영역이다. 대부분의 치의학전문대학원의 경우 DEET, 영어, GPA(학사성적) 등의 1차 서류전형으로 최종 합격자의 2~3배 수를 선발한 후, 심층면접을 통해 최종합격자를 결정짓는 방식으로 진행된다. 면접은 수험자의 지적 능력과 인성을 평가하기 위한 다양한 주제로 진행되는 것이 일반적이다. 따라서 평소에 치의학을 비롯한 다양한 주제에 대한 자신의 생각, 치의학전문대학원에 진학하려는 이유, 자신의 장점 등을 적절하게 표현하는 능력을 배양하여야 한다.

인성영역의 면접은 '누가 더 잘하나' 가 아니라 '누가 더 우리 조직에 잘 맞나' 를 평가하는 방법이다. 학교는 학교의 지향하는 가치와 방향성에 적합한 수험생을 선택하려 한다. 누가 학교에 좋은 동문이 되고 앞으로 기여할 수 있는지가 중요한 요소가 된다. 면접하는 교수님은 다양한 상황과 질문을 통해 지원자의 생각과 가치관이 교수님 자신의 생각과 같은 지에 대해 평가하고자 한다. 따라서 수험생은 면접 교수님께 학교의 꿈과 자신의 꿈이 같다는 확신을 심어주는 것이 좋다.

- 절대로 자신의 공인된 자격(요즘엔 '스펙' 이라고 표현하기도 한다)만 믿고 우쭐하거나 자만해서는 안 된다. 외적인 조건 외에 인간적인 따뜻한 면모도 잘 보여줄 수 있어야 한다.
- 반대로 너무 긴장하거나 위축될 필요도 없다. 서류전형을 통과하고 면접 대상자가 된 것만으로도 충분히 자신감을 가질 자격이 있다.
- 교수님들이 나에게 호감을 가지게 하라. 면접은 웃는 것이 중요하다. 미소는 건강하고 여유 있다는 것의 반증이다. 미소를 띠며 근거를 갖고 자신의 가치관을 명확하고 일관되게 표현한다면 좋은 결과가 있을 것이다.
- 목소리가 떨리고 얼굴이 약간 빨개지는 것은 그 만큼 자신의 진지함을 보여주는 것일 수 있다.

- 치과의사에 대한 정보와 지식을 갖추고 자신의 경험이 학교의 인재상, 치과의사의 직무와 얼마나 연관이 있는지 고려하고 질문에 답변한다.
- 면접 교수님께서 내게 물어봐 주셨으면 하는 질문과 비슷한 방향으로 답변한다.
- 질문하는 교수님과 눈맞춤이 있어야 하고 교수님 말씀에 고개를 끄덕거리는 등 경청하고 있다는 반응을 보이는 등 공손한 모습을 보인다.
- 면접 교수님과 계속 눈 맞추는 것이 힘들다면 교수님의 인중부위를 보는 것도 도움이 된다. 면접 전문 컨설턴트에 의하면, 7초 정도로 눈과 입, 목 등을 번갈아 보며 말하는 연습을 평소에 해두면 좋다고 한다.
- 교수님께서 질문하시면 아는 질문이 나왔다고 해서 바로 대답하기 보다는 2초 정도 기다렸다가 대답하는 것이 좋다. 사람은 예의 바르고 공손하며 상대방을 배려해주는 사람에게 호감을 갖게 마련이다.
- 문장 끝맺음을 잘하고 발음을 분명하게 하여 결론부터 얘기하고 부연설명에 들어가는 것이 좋다. 이때 명랑하고 활기찬 목소리로 대답한다. 실제로 면접을 하는 것처럼 녹음을 해놓고 말을 해보고 말할 때의 습관을 살펴보는 것도 좋다.
- 자신 있는 질문이라고 해서 빨리 큰소리로 너무 많이 말하지 않는 것이 좋다.
- 면접자의 인상이 깔끔하고 밝을수록 높은 점수를 주게 마련이다. 미소 띤 표정, 안정된 시선, 대화에 적극적으로 동참하는 자세 등이 필요하다.
- 나는 친절하고 다정한 성향의 사람, 환자를 돌보는 직무에서 즐거움을 느끼는 사람, 스스로의 만족감이 높은 사람, 이타적인 성향이 강한 사람, 사람들과의 관계형성을 즐기는 사람이라는 것을 교수님들께 보여드리자.
- 면접 말미에 '질문 있냐' 는 물음에는 '없다' 고 대답하지 말고 성의 있는 질문을 준비해 묻는 것도 열의를 증명하는 좋은 기회이다.

치대나 치전원은 보수적인 곳이다. 남학생의 경우는 신뢰감을 주는 검은색, 감색, 회색 톤의 무채색을 중심으로 절제된 정장 복장을 하고 면접에 임하는 것이 좋다. 셔츠와 넥타이는 너무 화려하지 않으며 단정하고 깔끔한 느낌을 주는 것을 선택한다. 여학생 역시 정장 차림이 좋고, 색상이나 디자인은 너무 요란하지 않고 액세서리 역시 깔끔하게 포인트로만 사용하는 것이 좋다.

| 운명이 당신에게 레몬을 주었다면 그것으로 당신은 레모네이드를 만들어라 |

_ 데일 카네기

04

학교생활

| 나에게 있어 성공이란 끊임없이 잘되기 위해 추구해 나아가는 과정을 의미한다. 성공이란 다른 사람들에게 긍정적인 기여를 해 가면서 정서적, 사회적, 신체적, 지적, 재정적으로 계속해서 성장해 가는 기회이다. |

_ 앤서니 라빈스(변화 심리학자)

1. 공부, 시험

1) 치전원 생활의 첫 관문 : Skull Study

치전원에 합격하고 나면 신입생 오리엔테이션, winter school(치전원 신입생들은 치의학에 대해 대부분 처음 접하기 때문에 치의학에 대한 적응을 돕기 위해서 시행하는 강의이다), 스컬(skull) 강의 등이 입학하기 전 겨울 방학 기간에 이루어진다.

의대에서는 골학(Osteology), 즉 신체의 모든 뼈에 대해 선배들이 가르쳐 준다고 하는데 치대나 치전원에서는 입학하기 전에 skull(머리뼈)에 대해 미리 배운다. Skull은 치과영역에서 매우 중요하고 양이 방대해서 미리 공부할 필요가 있기 때문에 본 강의가 시작되기 전 방학에 동아리 선배들이 신입생들에게 강의를 진행한다(치대나 치전원에는 일반대학보다 동아리가 활성화되어 있다).

Skull Study는 치전원 생활의 첫 관문인데 생각보다 쉽지 않다. 나름대로의 규칙이 있다. 보통의 경우는 아침 8시까지 강의실에 나와서 오전에 수업하고, 오후에는 오전에 배운 것을 공부하며, 다음날 아침에 어제 배운 내용을 가지고 시험을 보기 때문에 3, 4시간 이상 자기 힘들다. 그리고 시험에 일정 점수 미만이라 통과하지 못하면 계속 재시(다시 시험을 보는 것)를 보게 되므로 치전원만의 '재시문화'를 경험하게 된다.

Skull Study는 치의학에 관한 지식에서 일반 사람들과 별반 다르지 않은 신입생들에게 약간의 정체성을 심어주면서 혹독한 skull 강의를 통해서 치전원 생활의 강도를 미리 경험하게 하는 계기가 된다(그래서 이때 같이 고생하면서 공부한 동기들끼리 입학 후에도 친하게 지내게 된다). 보통 치과라고 하면 구강 주위의 구조물만 이해하고 외우면 될 거라고 생각하기 쉽지만 사실은 그렇지 않다. 신체는 연관되어 있는 경우가 많기 때문에 모두 이해해야 하나를 이해할 수 있고 의대나 의전원 만큼은 아니지만 신체 전체를 거의 다 공부해야 한다.

스컬 강의에서는 우선, 기초적인 해부학, 치의학 용어 등을 공부한다. 해부학적 위치를 나타내는데 기준이 되는 용어, 관절에서 운동을 나타내는 용어, 각 해부학적 부위를 나타내는 용어, 치의학에서 알아두면 유용한 접두어, 접미어 등에 대해 배운다(학원에서 치전원 입시가 끝나고 합격생을 대상으로 진행하는 의학용어 특강도 미리 들어두면 도움이 된다). 본격적인 Skull Study가 시작되면 난생 처음 보는 해부학적 용어와 방대한 양의 암기할 것들에 의해 머리가 아파오기 시작한다.

Skull(머리뼈)의 구조물은 참 많다. 머리뼈는 하나가 아니고 여러 개이며 많은 구멍이 있고 그 구멍으로 혈관, 신경 등이 지나간다(뼈가 워낙 정교해서 교육용으로 만든 인공 skull은 실제 skull에 비해 그 정교함이 매우 떨어진다).

독자들의 이해를 돕기 위해 공부하는 내용을 하나만 예로 들면,

> 스컬에 ovale이라는 구멍(Foramen)이 있는데 여기를 통과하는 구조물들(3가지)이 있고 이를 외운다(외워야 한다, 시험에 나온다).
> **F**oramen **O**vale-**M**andibular nerve, **A**ccessory meningeal artery, **L**esser petrosal nerve를 따서 '오메아리(**OMaALE**)' 로 외우는 식이다.

독자들 생각에는 생명을 다루는 중요한 공부를 하는데, 구조를 잘 이해해서 공부해야 할 것 같고 이렇게 외우는 것이 이해가 되지 않을 것이다. 하지만 일단 외워야 시험을 볼 수 있고, 외워 놓으면 다시 시험에 나오거나 임상에서 비슷한 내용을 접하면 더 잘 이해할 수 있는 바탕이 된다.

해부학은 앞으로 배우는 치의학 지식을 이해하고 익히는데 매우 중요한 근거가 된다. 이 시기에 대부분의 신입생들은 지금까지 경험해 보지 못한 공부 내용과 양, 방식을 경험함으로써 치대나 치전원 생활에 대해 조금씩 알아간다. 또한 이 때 동기와 선배들과 잘 지내면 앞으로의 학교생활이 훨씬 쉬어지고 빨리 적응할 수 있게 된다.

2) 치전원의 시험이야기

> | 치대나 치전원 시험에서 보통 사람은 열심히 하는 사람 못 따라가고, 열심히 하는 사람은 즐기는 사람 못 따라가고, 즐기는 사람은 방금 본 사람 못 따라간다. |
>
> _ 치전원 유머中

의대에서는 시험시간이 길어서 간식을 싸가지고 와서 먹으면서 시험을 본다고 하는데 치전원의 시험은 대부분 2시간 이내에 끝난다. 대학 때 보는 시험과 비교해 본다면, 시험을 위해 공부할 양이 압도적으

로 많다. 그러나 그 시험을 준비할 수 있는 시간은 너무나도 부족하다.

치대나 치전원에서는 이처럼 엄청난 양의 시험 범위와 짧은 준비 기간에서 다 같이 유급을 당하지 않고 상위 학년으로 진급하기 위해 자발적으로 탄생한 작품이 있다. 그 작품은 학교마다 부르는 이름은 다르지만(족보, 소스, 야마 등) 해당과목의 기출문제와 답, 예상문제를 정리해 놓은 것이다(내가 재학중인 학교에서는 '야마(YAMA)' 라고 부르는데, 유래를 알기는 어려우나 야마는 '**Y**ou **A**re **M**y **A**ssistance' 라는 설이 가장 유력하다).

시험에 잘 대비하고자 야마는 동기들 중에 선발된(?) 학습부원들이 만들게 된다. 야마에는 지금까지의 역대 시험과 선배들이 만든 야마 그리고 이번 시험 예상문제, 국시(치과의사국가시험을 짧게 이렇게 부른다)문제 등까지 포함되고 책처럼 제본되어 시험 1주 전쯤 배포된다.

하지만 이 야마를 다 보고 시험장에 들어가는 것마저 시간이 부족해서 시험 하루 전에는 야마를 다시 요약해서 만든 '생계형 야마' 가 등장하기도 한다. 시험 전날은 정말 힘들어서 다 포기하고 싶은 생각이 들기도 하지만 그것은 치과의사가 되기를 포기하는 것과 같기 때문에 포기한다고 해결될 문제가 아니다.

치과대학이나 치전원에서 시험문제는 어떻게 출제되는지 독자 여러분들은 매우 궁금할 것이다. 각 임상 과에서는 그 과에서 시행하는 술식의 특징, 술식 순서, 주의사항, 적응증(indication, 그 시술이 적합한 경우), 금기증(contradiction, 그 시술이 금기인 경우) 등이 시험에 나오는 '1순위' 이다.

위에서도 언급했듯이, 치대나 치전원에도 의대나 한의대와 마찬가지로 유급제도가 있다. 물론 의대보다는 덜하지만 과목이 모두 전공필수이기 때문에 분명히 유급을 당하는 사람이 존재한다(치전원에서는 일반대학에서처럼 인터넷으로 수강 신청할 필요가 없다). 그리고 일반대학처럼 계절학기나 다음 학기를 통해 재수강하는 제도가 없다. 치대나 치전원에서는 한 과목에서 점수가 낮은 소수 몇 명을 위해 강의를 개설하지는 않는다. 한 과목만이라도 점수가 60점 이하로 나오면 유급이 된다. 그러나 재시(점수가 부족한 학생들을 대상으로 다시 시험을 보는 것, 시험이 끝났다고 생각해 신나게 놀고 있을 때 재시가 내일이라고 갑자기 연락이 오기도 한다)나 삼시(재시를 봐도 점수가 낮은 학생들에게 예외적으로 보는 같은 시험 범위의 3번째 시험) 등으로 기회를 얻어 유급을 면할 수 있는 길은 존재한다.

치전원에서는 일반대학처럼 과목에 따라 강의실을 찾아 다니는 것이 아니라 학년별 교실이 따로 있어서 실습시간을 제외하고는 한 강의실에서 모든 강의를 다 듣게 된다. 따라서 같은 학교의 다른 학과의 사람들을 알 기회가 별로 없고 같은 과 사람들과 하루 종일 생활하게 된다(이런 시스템의 장단점은 독자들 상상에 맡긴다). 또한 치전원에서는 시험기간이라고 해서 도서관 자리를 잡으려고 애쓸 필요가 없다. 거의 대부분 자체 도서관을 가지고 있어서 개인별 좌석과 사물함이 1개 이상 사용 가능하다.

치전원에서의 공부는 일반대학에서의 공부보다 분명히 힘들고 괴롭다. 공강시간은 아예 없다고 생각하는 게 마음이 편하다. 하지만 하나하나의 과정이 내가 치과의사가 되어가는 과정이라는 생각하면 이 생활은 '즐거운 과정' 이 된다.

3) 영어에 관한 이야기

치전원에 입학하기 위해서는 상당한 정도의 공인 영어 점수가 필요하다. 하지만 입학할 때의 높은 영어성적(토플 CBT 290, 텝스 900…)은 태어나서 처음 접하는 치의학 용어에 여지없이 무너져 내린다(독자 여러분들도 입학해서 경험해 보면 무슨 말인지 이해가 갈 것이다).

치대나 치전원에 들어오면 보통 학생들은 영어와는 멀어지게 마련이다. 평소에 영어를 좋아해 특별한 노력을 기울이지 않는 한, 암기하고 이해하고 실습할 것이 너무 많아서 학교생활에 직접 영향을 주지 않는 영어는 일단 멀어지게 된다(DEET를 준비하는 사람이라면 잘 알고 있겠지만 원서나 논문의 대부분은 고등학교 정도 문법 실력에 의학 용어만 알면 이해하는 데 큰 지장이 없다). 대부분의 치의학 용어는 영어로 되어 있어서 영어를 자주 접하는 것 같지만 생활영어에 대한 감각은 많이 무뎌지게 된다(그러나 영어로 배운 치의학 용어가 국시에서는 모두 한글로 출제되므로 이에 따른 준비도 또한 필요하다).

하지만 영어를 잘하면 외국학회에 가서도 당당하게 자신의 연구 성과에 대해서 발표할 수 있고 장기적인 인생 설계에 많은 도움이 된다. 졸업 후 수련 받기 위해 병원에 지원할 때도 공인영어성적 제출은 필수이고, 영어에 자신이 있으면 외국치과의사면허 취득을 준비할 수도 있다. 그러므로 치전원에 진학하더라도 입학하기 위해 쌓은 상당한 영어 실력을 꾸준히 노력하여 그 흐름을 이어나가는 것이 좋다.

| 역사의 흐름을 바꿀 만큼 위대한 사람은 거의 없지만 누구나 주변에서 일어나는 사소한 일은 바꿀 수 있다. 인간의 역사는 사소한 일들을 바꾸는 수없이 많은 용기와 믿음에 의해 이루어져 간다. |

_ Robert kennedy

2. 실습

| 쉬워 보이는 일도 해보면 어렵고 못할 것 같은 일도 시작하면 이루어진다. 쉽다고 얕볼 것도 아니고 어렵다고 팔짱 끼고 있을 것도 아니다. |

_ 채근담

치과치료와 자동차 운전의 비슷한 점

- 꼭 필요하지만 한 편으로는 위험성을 지닌다.
- 일정한 자격이 필요하고 실력을 갖추기 위해 많은 노력이 요구된다.
- 운전면허 필기시험에서 100점을 받았다고 해서 운전을 잘하는 것은 아니다(치과치료도 마찬가지이다).
- 치과에서 자주 사용하는 핸드피스(handpiece) 등을 조작할 때 사용되는 발판(controller)은 자동차의 '엑셀레이터' 와 비슷하다(하지만 controller에는 브레이크가 없기 때문에 더욱 주의해야 한다).
- 자동차 운전을 위해서 거울이 꼭 필요하듯이(back mirror, side mirror) 치과치료에도 'mirror technique' 이 중요하다.

1) 치전원에서의 실습 교육과정

치대나 치전원은 기본적인 치과치료를 수행할 수 있는 치과의사를 양성하는 곳이다. 그러므로 실습이 바탕이 되지 않는 치의학 교육은 의미가 없다. 의전원도 실습이 많다고는 하지만 치전원에서 실습을 빼고는 치의학 교육 이야기를 할 수 없을 정도이다(의전원에 비해 훨씬 많은 기구와 재료를 사용하기 때문에 다른 교육이 필요한 것이다). 따라서 치대나 치전원의 모든 과목은 이론 수업과 실습 수업으로 이루어진다. 즉, 아는 것만으로는 안 되고 직접 해볼 수 있도록 교과과정이 구성되어 있다.

1학년 때는 치과의사로서 갖추어야 할 기본 지식이 되는 해부학, 생리학, 생화학, 미생물학, 병리학, 조직학 등 기초과목들을 중심으로 배우게 된다. 그래서 1학년 때는 치전원에 다닌다고 주위 사람들에게 말해도 사람들이 정작 치과에 관련된 궁금한 것에 대해 물어보면 해줄 수 있는 말이 별로 없다.

치전원에 들어와서 하게 되는 본격적 실습 중에 처음 접하게 되는 것이 바로 '인상채득(우리가 흔히 치과에서 '본뜬다' 고 표현하는 것)' 이다. 이것은 '알지네이트(alginate)' 라는 재료를 이용하여 치아와 주위 구강조직을 그대로 재현하기 위해 시행하는 것인데(실제 임상에서는 더 고급 재료를 쓰기도 한다), 처음 접하면 mix하기도 어렵고 두께가 균일하고 기포 없이 가장자리가 잘 나오게 채득하기가 매우 어렵다. 하지만 재료를 엄청나게 사용해가며(참고로 알지네이트 한 봉지는 8,000원 정도 하고 한 봉지로 10번 정도 인상을 채득할 수 있다) 수없이 연습하게 되면 숙달되어 졸업할 때쯤이면 '알지네이트를 물과 섞어서 던지니 잘나오더라' 는 농담이 있을 정도이다. 어느 정도 정확한 인상이 채득되면 석고 등을 부어서 치아의 모델을 만든다. 이것을 'cast(진단모형)' 라고 부르고 진단에 중요한 자료가 된다. 이 진단모형은 보철치료를 위한 기공 작업, 치료의 진전 여부나 환자나 보호자에게 치료 계획 및 치료 설명에 이용하게 된다.

2학년부터는 임상 과정에 중점을 둔 교육이 시작된다. 이 시기부터는 실습이 늘어나면서(보철물 제작 등) 강의실보다는 실습실에서 더 많은 시간을 보내게 된다. 실습이 본격적으로 시작되는 시기가 되면 치전원 실습실의 등은 밤이 깊어도 꺼지지 않는다.

우리의 치아는 윗니냐 아랫니냐 또는 앞쪽에 위치한 치아냐 뒤쪽에 있는 치아냐에 따라 기능에 맞게 형태가 모두 다르다. 1학년 '치아형태학' 시간에는 이론적으로 치아의 형태에 대해 배우고 석고를 재료로

각 치아를 이상적인 형태로 조각해 보는 실습을 하게 된다. 이후에는 인공치아를 이용해 다른 많은 실습을 하면서 점점 치전원에서의 실습 생활에 익숙해지게 된다. 이 과정을 거치면서 진료하는 바른 자세, 환자를 대할 때의 마음가짐 등에 대해서도 틈틈이 교육받는다. 또한 치과에서 쓰는 기구는 고가인 경우가 많고 잘 관리하지 않으면 오래 사용하지 못하는 것이 많기 때문에 치과의사로서의 기구를 사용하는 습관을 형성해가는 시기이기도 하다.

이 시기가 지나면 실제 치아를 가지고 실습해야 하는 과정에 들어서게 된다. 실습에 사용할 치아를 구하기 위해서 평소 알고 지내던 치과의사나 선배가 개원한 치과 등을 방문하게 된다(치아는 감염성 폐기물로 처리해야 하기 때문에 쉽게 구할 수 있는 것이 아니다). 상식적이지만, 발치한 치아들은 상태가 좋지 않은 경우가 대부분이고(상태가 좋지 않으니 발치했을 것이다) 상태가 좋아도 형태의 변이가 심한 사랑니가 많기 때문에 실습에 사용할 수 있는 치아를 구하는 것이 쉽지 않다.

하지만 처음으로 실제 치아를 가지고 실습하는 것이어서 어렵게 모은 치아들 중에서 종류별로 정상적이면서도 상태가 좋은 치아를 골라내야 한다. 실습에 적합한 치아를 고르고 없으면 다시 구하기도 하면서 비로소 '치아형태학'은 완전히 머릿속에 들어오게 된다(치전원에서는 이론도 중요하지만, 실습이 필요하고 직접 해보는 게 중요하다는 게 바로 이런 것을 말한다). 이처럼 중요한 이론이나 실기는 다른 과목에서도 반복적으로 나오게 되므로 저학년 시절에 잘 이해하지 못하고 넘어갔더라도 그리 걱정할 필요는 없다(치전원 교육과정의 대표적 특징이 '반복학습'이다).

치전원에서는 이 외에도 많은 기공물 제작에 대한 실습이 진행되는데 일정 수준 이상의 기공물을 제작할 수 있을 때까지 실습이 계속되기도 한다(도공이 하나의 근사한 작품을 만들기 위해 숱하게 많은 졸작들을 깨어버렸다는 사실을 기억하자). 이 과정을 거치면서 잘 제작된 기공물과 그렇지 않은 기공물을 판단할 수 있는 능력이 생기며, 이렇게 직접 기공 작업을 해본 경험이 나중에 치과기공사와의 협력에 중요한 토대가 된다. 실력을 갖춘 치과의사와 치과기공사가 잘 협력하면 혜택은 환자에게 돌아간다. 잘 제작된 보철물은 잘 씹을 수 있고 심미성이 뛰어나고 발음이 자유롭고 위화감이 없으며 장기간 사용할 수 있다.

학교마다 차이가 있겠지만 치과대학에서 치전원 체제로 전환하면서 학생들의 실제 임상에 노출되는 시기가 빨라졌다. 그래서 치전원 2학년 정도가 되면 8개 임상과를 돌면서 치과병원에서의 임상을 observation(교수님이나 레지던트 선생님들의 진료를 참관하는 것)하게 된다. 이처럼 치과병원에서 시행하는 치료의 이론, 실습 등을 배우고 익히다 보면 연예인이나 주위 사람이 어떤 시술을 받았는지, 어떤 시술이 필요할 지 어느 정도 짐작할 수 있는 수준이 된다.

3, 4학년 때는 1, 2학년 때 강의실과 실습실에서 연마한 것을 토대로 실제 환자를 진료하는 것을 보고, 직접 치료하면서 배운다. 병원은 그 고유의 특성상 권위적인 모습과 위계질서가 남아 있는 곳이다. 학생들은 말끔한 가운은 입었지만 왠지 어색해 보이는 모습에서, 원내생(student doctor)이 되어 환자를 진료하면서 일정수의 졸업요건('case' 라고 부르며 각 구강질환별로 일정한 수의 환자를 진료해야 한다)을 충족시키는 과정을 통해 점점 병원 분위기에 적응하면서 변해가게 된다.

이 시기에 실제로 임상을 경험하면서 그동안 자신이 가지고 있었던 전공에 대한 지식과 정보를 확인해 볼 수 있다. 자신이 막연하게 희망하는 전공분야에서 실제 업무들을 경험하면서 자신의 상황과 적성이 그 업무들과 맞는지 판단해 보는 기회를 갖게 된다.

치대나 치전원의 교육 특징은 환자를 통해서, 환자를 보면서 배운다는 것이다. 원내생이 되어 병원에 들어가게 되면 교수님이나 레지던트 선생님께 1대 1로 교육받을 기회가 많아진다. 말로만 듣던 '도제식(徒弟式) 교육'이 이루어지는 것이다. 환자 진료 후에는 관련 논문 등을 읽고 동료 학우들과 교수진 앞에서 자신의 환자를 설명하고 치료 계획에 대해 제안한 후 여러 측면에서 자유롭게 토론하는 시간도 갖는다. 일반적으로 학생들은 선생님의 진료를 보조하면서 반복해서 진료 술식을 관찰하고 직접 환자를 맡아 진료하고 그 후에 다시 선생님의 진료를 보면서 자신의 부족했던 점을 개선해나간다. 이러한 시스템을 반복함으로써 졸업할 시점에는 기본적인 치과치료를 수행할 수 있는 예비 general dentist가 된다.

4학년 2학기 정도가 되면 이제 다음 해 1월에 있을 치과의사 자격 국가고시를 준비하여야 하기 때문에 수업과 실습이 많이 줄어든다. 또한 졸업을 앞두고는 국내외 종합병원이나 치과병원에 파견되어 학교 밖에서 실제로 벌어지는 환자 진료를 관찰하기도 하고 치료에 직접 참여하는 기회를 갖기도 하여 팀워크의 중요성도 체험한다. 그리고 졸업 후 개원에 대비하여 실제 치과 개원 과정과 관련 법규 경영에 대한 강의도 듣게 된다.

하버드에서 졸업하기 위해서는 공부, 실습, 과외활동, 봉사활동 등을 동시에 해내는 과정을 견뎌야 한다고 한다. 치대나 치전원도 그와 비슷하다. 치전원이라는 울타리 안에 들어오면 자신이 아무리 거부해도 치전원식 교육과정을 거치게 된다. 개인에 따라서는 그것에 익숙해지기가 힘들 수도 있다. 하지만 그 교육과정을 거치면 일정수준 이상을 할 수 있는 사람이 된다.

| 어둡다고 불평을 하는 것보다 작은 촛불을 하나라도 켜는 것이 더 낫다. |

_ 공자(孔子)

3. 기타 생활

| 우리에게 일어나는 모든 일은 그 흔적을 남긴다. 모든 것은 알게 모르게 우리의 모습을 만든다. |

_ 괴테(Gothe)

치전원 생활은 장기전이다. 우선 필수적으로 이수해야 할 학점만 총 160학점 정도가 된다. 학제는 일반 대학과 같이 4년이지만 학점수로 보나 실습으로 보나 일반 학부 과정과는 비교할 수 없을 만큼 많은 시간과 노력, 경제적 비용이 필요하다.

치전원에서 남녀 비율은 거의 비슷한데(의전원은 여학생 비율이 더 높다고 한다), 워낙 아침부터 저녁까지 동기들끼리 붙어있다 보니 동기 커플이 많이 생기게 마련이다. 동기 커플은 힘들 때 서로 의지할 수 있는 든든한 버팀목이 되지만 생활이 워낙 바쁘다 보니 오히려 솔로로 지내는 것이 편하다고 생각하는 사람들도 많다.

1) 치전원의 학비는 비싸다?

언론에 많이 보도되었듯이, 치전원 체제로 전환하면서 학생들의 등록금의 부담이 커진 것은 사실이다. 치전원 전환 대학 중에는 국립대 치전원(경북대, 부산대, 서울대, 전남대, 전북대; 가나다순)의 등록금이 사립대 치전원(경희대, 연세대, 조선대; 가나다순)에 비해 상대적으로 낮은 편이다.

하지만 학비 부담이 크다고 해서 자신의 꿈을 포기할 필요는 없다. 그 이유는 우리나라에서도 학자금대출제도가 잘 정비되어 시행되고 있기 때문이다. 학자금대출(www.studentloan.go.kr)을 이용하면 등록금과 학기당 어느 정도의 생활비까지 대출이 된다. 치전원생의 경우 대출한도는 9천만원, 금리는 일반 은행 대출에 비해 낮은 7% 정도

(2009년 기준, 가정형편이 어려운 학생은 2% 정도의 저금리가 적용된다)이며 학교에 다닐 때는 이자만 내고(거치기간) 졸업하고 나서 경제적 능력이 생기면 원금과 이자를 같이 갚는 상환기간으로 이루어져 있어 개인의 의욕만 있으면 가정 형편이 어려워도 충분히 학업을 지속할 수 있다. 여기에 장학금을 받거나 과외 아르바이트 등을 병행한다면 경제적 이유로 치전원 진학을 포기하는 경우는 많이 줄어들 것이다.

남학생의 경우에는 치전원 진학에 앞서 병역문제를 잘 고려해야 한다. 보통의 경우처럼 일반대학 재학 중에 병역의 의무를 마친 후 시험을 준비해도 될 것이고, 치과의사가 되어 군생활(군의관, 공중보건치과의사, 치의학기초연구 전문연구요원 등)을 하고 싶은 남학생은 치전원에 입학하여 졸업 후 국방의 의무를 다하면 될 것이다(병역법상, 치전원생의 재학연기 연령은 만 28세까지이다).

2) 치전원의 행사

치전원에 입학하게 되면 신입생과 재학생간 만나는 행사가 있고 취미, 봉사, 종교 등 동아리, 향우회, 동문회 등의 각종 모임이 많다. 치전원은 특성상 잘 아는 선배가 있으면 교재나 실습재료(치대나 치전원에서는 등록금 외에도 상당한 경비가 든다), 학교생활 노하우 등을 잘 챙겨주어 앞으로의 치전원 생활에 있어 많은 도움을 주는 경우가 많다(치전원 체제로 전환되면서 자신의 고등학교 후배가 선배인 경우도 생긴다).

학교별로 다르겠지만, 동아리 공연 행사(동기들의 다양한 분야에서의 실력에 놀랄 경우가 많다), 치대나 치전원 단독 축제, '69제(6세에 구치(어금니)가 나온다 해서 치과계에서는 6월 9일을 '치아건강의날'로 하고 학생들도 '69제' 라고 하여 치과대학, 치전원 연합 행사를 매년 학교별로 돌아가며 개최한다)' 가 열린다. 또한 매년 학생 치의학 논문

경연대회가 열리고(전국대회에서 대상을 받으면 미국 학회에 참석할 수 있는 기회가 주어진다) 학교의 일정에 따라 1학년이 처음 해부실습을 하게 된 것을 기념하거나 고학년이 치과의사에 더 가까워진 것을 축하하며 서로 선물도 주고받고 그 의미를 다시 생각해보는 행사도 있다.

방학 중에는 해외 각국에서 치의학을 전공하는 학생들의 교류 행사가 매년 열려서(참가하면 학교에서 어느 정도 경비 지원을 해준다) 이를 통해 치과의사로서 global mind를 키울 수 있다. 그리고 기초의학, 치의학 전공의 진로 탐색을 위한 '기초치의학 연구 캠프' 등 다양한 행사 등이 있어 자신의 노력에 따라 예비치과의사로서 많은 것들을 경험해 볼 수 있다. 또한 선배들이 공중보건의사로 근무하는 곳으로 여행을 가서 즐거운 시간을 보내기도 한다(섬에서 공중보건치과의사로 근무하는 한 선배는 근무하는 섬에 워낙 해산물이 풍부해서 라면을 끓일 때 전복을 같이 넣어서 끓여 먹는다고 한다).

보통 3학년 때는 수학여행, 4학년이 되면 졸업여행을 다녀오고, 방학 기간을 이용하여 교외파견현장학습(field study)도 가게 된다. 학생들은 국내외의 유명 치과병원으로 1주일 이상 현장학습을 가게 된다. 학교에서는 BK21 같은 사업에 선정되어 확보된 예산을 가지고 해외로 현장학습을 가는 학생들의 경비를 지원해 주기도 한다. 해외의 유명한 치과대학병원으로 가고자 하는 학생들은 정원보다 가고자 하는 학생들이 많기 때문에 내부 경쟁을 거치게 된다. 현장학습을 가면 선진 병원 시스템이나 다양한 형태의 치과병원을 견학하고 자신의 졸업 후 진로에 대해 생각해 보는 경험을 하게 된다.

3) 봉사

봉사는 누군가를 위해 내게 주어진 능력을 아무런 대가 없이 자의에 의해 베푸는 것이라고 한다. 치전원 생활에서 빼놓을 수 없는 것이 의료봉사이다. 치대나 치전원 학생이 되면 남을 위해 치과치료 봉사(지역의 사회복지시설 방문, 외국인노동자 진료센터, 의료후진국으로의 방학중 봉사 등)를 할 수 있는 특별한 능력과 기회를 갖게 된다. 봉사를 하면서 예비치과의사로서의 보람과 삶의 기쁨을 느낄 수 있으며 환자를 응대하는 능력까지 키울 수 있다.

독자 여러분들도 꼭 이런 소중한 경험을 해보기를 바란다.

| 첫째, 남보다 더 가졌다는 것은 축복이 아니라 사명이다.
둘째, 남보다 아파하는 것이 있다면 그것은 고통이 아니라 사명이다. 아파 본 사람만이 아픔을 겪는 사람에게 봉사할 수 있기 때문이다.
셋째, 남보다 설레는 꿈이 있다면 그것은 망상이 아니라 사명이다.
넷째, 남보다 부담 되는 어떤 것이 있다면 그것은 사명이다. |

_ 오프라 윈프리(Oprah Winfrey)

05

기초 치의학

| 자기 자신을 자신의 강점 위에 설계하라. |

_ 피터 드러커 (현대 경영학의 아버지)

1. 기초 치의학

치의학에 처음 입문하게 되면, 치의학의 전반적인 내용을 이해하고, 각 분야의 특징을 파악하는 수업을 받게 된다. 그 중에서 가장 기본이 되는 학문이 치과대학 본과 1학년이나 치전원 1학년이 배우는 기초 치의학 분야이다.

1) 조직학

조직학은 인체 조직의 종류, 구성 성분, 구조, 기능 등을 현미경이나 미세 현미경을 통해 미세 구조를 연구하는 학문이다. 우리의 몸은 상피조직, 결합조직, 심장 및 혈관조직, 침샘과 혀, 구강점막 및 내장, 비뇨생식계, 내분비계, 임파계, 중추신경 등의 조직으로 구성되어 있다.

조직학 시간에는 강의와 함께 실험실에서 현미경을 이용하여 각 기관의 조직학적인 구조에 대해 살펴보고 구조와 기능 사이의 관계에 대해 알아본다. 이 과정을 통해 인체 조직의 정상적인 구조와 기능을 이해하고 질병상태에서 일어난 조직 구조와 기능의 변화를 판별하는 능력을 키우도록 한다. 눈으로 연구하는 해부학(개체와 기관 수준)과는 달리 조직학(조직과 세포 수준)에서는 조직표본을 만들어(조직표본 만드는 과정은 디트(DEET)에서도 출제되었다) 현미경 등으로 관찰하고 연구한다.

중학교 과학 시간에도 배웠지만 세포가 모여 조직이 되고, 조직이 모여 기관이 되고, 기관이 모여 개체가 된다. 조직학 시간에는 이러한 우리 몸의 구조를 '조직 수준' 에서 치의학과 관련 있는 많은 내용들을 공부하게 된다. 예를 들어, 피부조직 중의 혀는 가장 예민하여 입안에 있는 머리카락 하나도 인지할 정도이다. 그러므로 치과의사는 이물감 없는 보철물을 제작하도록 노력해야 한다.

2) 병리학

의학 드라마에서 자주 등장하는 병리학 교실은 질병에 관한 기초학문으로서 의학의 근간을 형성하고 임상과 기초를 이어주는 역할을 한다. 직접 환자를 진료하지는 않지만 임상에서 환자의 조직을 보내오면 조직학적 검사를 통해 진단을 하고 이를 다시 임상 의사에게 알려주는 역할을 담당한다.

병리학 시간에는 일반적인 종양을 포함한 인체 각 부위의 질병, 두경부(머리, 목부위)의 감염증, 자가 면역증 등 점막 조직과 골에 관계된 질병들의 원인과 임상적 특성, 진단 및 치료에 관해 강의를 듣고 실험실에서 현미경을 통해 직접 확인하는 과정을 거친다. 조직학이 정상 조직에 대해 배우는 것이라면 병리학은 병든 조직에 대해 배우는 것이다.

병리학 실습 시간에는 중요한 질환의 슬라이드를 현미경을 보면서 관찰하고 조원끼리 토론하거나 서로의 슬라이드를 비교해 보고 책도 찾아보면서 조직을 판별하는 능력을 키운다(병든 조직의 지저분하고 괴이한 모습에 비해 정상 조직의 현미경적 구조는 질서와 균형의 아름다움이 느껴진다!).

(1) 조직검사와 카메라?

병리학교실에서 시행하게 되는 조직검사는 카메라와 유사한 면이 있다. 조직검사의 종류에는 일반조직검사와 동결절편검사가 있는데 이 방법들은 필름 카메라와 디지털 카메라에 비유할 수 있다.

일반조직검사에서는 환자의 외래 진료 시 의심이 가는 조직을 채취하여 시행하는 것으로 조직의 표본을 만들고 조직 고정 및 탈수를 하는 과정이 필름 카메라의 '현상-수세-정착' 과정과 유사하고 결과를 확인하기 위해서 시간이 필요하다는 점에서 비슷하다. 동결절편검사에서는 수술 도중에 조직검사를 의뢰하면 수십 분 내에 바로 조직학적 진단 및 종양 경계부를 판단할 수 있어서, 이는 찍어서 바로 확인해 볼 수 있는 디지털 카메라와 유사하다고 하겠다.

(2) 땡시를 경험하다.

병리학 실습의 평가는 각종 질환의 병리 슬라이드를 촬영한 사진을 이용해 '땡시' 로 진행된다. '땡시' 는 땡 치면 넘어가는 시험이라 하여 붙여진 이름인데, 한 문제당 20초 정도의 슬라이드를 관찰할 시간을 주고 시간이 지나면 다음 슬라이드로 넘어가는 식으로 진행된다(나도 입학하기 전에는 이러한 '땡시' 를 보고싶다는 어리석은(?) 생각을 했었다). 직접 표본과 현미경이 제공되는 경우에는 현미경의 초점을 조정하는 시간이 필요하므로 시간이 조금 더 주어진다. 정해진 시간이 지나면 다음 슬라이드로 여지없이 넘어가고 판독하기 어려운 슬라이드 문제의 경우에는 시간이 부족하기 마련이어서 다음 슬라이드로 넘어갈 때 시험장 여기저기서 비명(?) 소리가 들린다.

병리학 땡시의 문제 유형은 아래와 같다.

이런 시험 유형에 대비하기 위해 공부하는 과정에서 질병을 진단하고 어떠한 후속 조치가 필요할 것인지 빨리 판단하는 능력이 생기게 된다.

- 다음 슬라이드 사진을 보십시오. 진단명은 무엇입니까? 임상증상은 무엇입니까? 자주 발생하는 부위는 어디입니까?

3) 발생학

'우리 형' 이라는 영화를 보면 영화배우 신하균이 태어날 때 윗입술이 갈라져서 태어나 성장하면서 어려움을 겪는 역할을 연기한다. 위턱은 양쪽에서 성장하면서 융합이 된다. 인중은 융합의 흔적인 셈인데 영화에서 신하균은 수술 후에도 인중 부위가 좀 어색하게 묘사되었다. 치과영역에서 발생학과 가장 관련이 큰 질환은 구순열(口脣裂), 구개열(口蓋裂) (lip cleft, palatal cleft, 우리가 흔히 '언청이' 라고 부른다) 일 것이다.

발생학은 태아의 발달 및 이와 관련된 유전자에 대해 연구하는 분야이다. 구순열, 구개열은 선천성 발육 부전으로 인해 발생되는 안면(얼굴) 기형이며 안면을 이루는 태생 초기에 출현하는 구조들의 융합 실패에 기인하며 주로 태생 8주 이전에 발생한다. 그러므로 임신 초기는 태아의 발달에 있어 매우 중요한 시기이다.

인체의 발생과정은 참으로 놀랍다. 처음에는 심장이 몸에서 큰 부피를 차지하다가 일정한 규칙에 의해 이동, 분화한다. 개체의 발생은 복잡하고 미세한 균형을 이루며 진행되는 과정이고 이러한 과정이 정상적인 기능을 발휘하지 못할 때 선천성 결손이 발생하게 된다.

이러한 환자의 경우는 태생 후 악골 성장이 필요하므로 몇 개월 정도 기다렸다가 치료한다. 레진 등으로 장치를 만들어 뚫린 부분을 막아서 기도와 식도를 구분해주어 영양공급이 원활하도록 해주고 아이가 어느 정도 성장할 때까지 기다렸다가 외과적 수술을 시행하기도 한다.

구순열, 구개열은 악안면의 골격 계통, 근육, 신경, 치아 교합 등 구강을 구성하는 저작기관의 장애를 동반하게 된다. 그러므로 구순열, 구개열 환자가 악안면 형태와 기능을 회복하여 일반인과 같이 사회에 복귀할 수 있게 하려면 출생 직후부터 악골 성장이 끝나는 성인에 이르기까지 구강악안면외과, 소아청소년치과, 교정과, 소아과, 이비인후과, 언어치료사, 소아정신과 등 여러 분야에 걸친 'team approach'를 통한 일관되고 체계적인 치료가 필요하다.

4) 생리학(Physiology)

침과 같은 사람이 되자!

- 침 분비가 안 된다면 윤활작용이 안 되어서 구강 내에 상처가 굉장히 쉽게 생긴다.
  → 사람들 사이에서 갈등을 조정하며 좋은 분위기를 이끄는 사람이 되자.
- 침 분비가 안 된다면 음식의 맛을 거의 느끼지 못한다.
  → 어느 곳에서나 꼭 필요한 사람이 되자.
- 침은 의치(틀니)를 구강 내에서 유지하는데 기여한다(물이 묻은 유리판이 바닥에 훨씬 더 잘 붙는다는 것을 상기하자).
  → 보이지 않는 곳에서도 묵묵히 자신의 책무를 다하는 사람이 되자.
- 인공타액이 있지만 느낌이 매우 불쾌하고 실제 타액을 대체할 수 없다.
  → 다른 사람으로 대체될 수 없는 나만의 능력을 지닌 사람이 되자.

생리학은 머리부터 발끝까지 몸에서 일어나는 정상적인 생명현상을 배우는 학문이다. 구체적으로는 물질이동, 근수축, 자율신경계, 심장 순환, 운동신경계, 호흡, 체액 및 신장, 감각, 소화, 타액, 통증, 소화 내분비, 저작 및 신경조절, 특수감각, 구강진료와 생체 반응 등에 대해 배우게 된다. 치의학에서 주로 배우는 생리학 주제들을 예로 들면, 신경에 의해 감각이 안면으로 전달되는 과정과 구조 등을 살펴보고 운동 신경의 기능과 씹기, 연하(목 넘김), 말하기의 연관관계에 관해 배운다.

생리학에서는 '통증(pain)' 에 대해서도 배우게 되는데, 통증은 몸의 곳곳에 분포한 '통점' 이 자극을 받아서 신경을 통해 뇌로 전달될 때 느껴진다. 통증은 환자의 삶의 질을 크게 좌우하고 통증 조절은 환자와 의사의 신뢰구축에 아주 중요한 요소이다. 항생제(페니실린 등)는 사람에 따라 알레르기나 쇼크를 일으킬 수 있기 때문에 항생제 투여 전에 피부에 항생제 알레르기 검사를 한다. 피부에는 통점이 많이 존재해서 이 검사 시 매우 따갑고 아프다. 그래서 이 검사를 주사로 오해하는 경우도 생긴다. 명의가 되려면 환자의 통증을 줄여주는 것이 중요하다. 하지만 통증이 없다면 우리는 아픈 부위를 인지하지 못해 더 큰 질병에 걸리게 될 것이다. 통증은 우리 몸을 보호하려는 메커니즘 중의 하나이다.

생리학 강의 이후에는 생리학 강의의 연장선상에서 같은 학교의 내과학 의대교수님들께서 각자 전공분야에 들어오셔서 내과적 전신 질환에 대해 강의하신다. 이 때 치과 진료와 전신 질환과의 관계와 내과와의 협진의 필요성에 대해 배운다(실제 임상에서도 치과의사와 내과의사 간에 의뢰와 자문이 활발하게 이루어진다). 이 수업시간을 통해 치대나 치전원에 들어오기 전에 들어봤던 질병들이나 각종 검사나 수술, 병원 생활에 대해 어느 정도 경험하게 된다. 치과의사들은 치과 치료를 위해 환자의 내과적 병력(고혈압, 당뇨, 간염, 결핵, 심장질환, 신장질환, 그 외 전신질환자 등)을 반드시 check해야 하기 때문에 이 강의 시간이 매우 중요하다.

5) 미생물학

Aggressive periodontitis(급진성치주염)의 가장 중요한 원인균은?
(힌트 : 답이 길다)

→ Actinobacillus actinomycetemcomitans

미생물에 대해 잘 모를 때 사람들은 전염병 등이 초자연적 힘에 의해 생긴다고 생각하였다. 미생물학은 사람의 병을 일으키는 병원성 미생물의 생리, 병인론, 진단, 치료 등에 대해 연구하는 학문이다. 미생물학은 세균을 연구하는 분야에서 출발했다. 구강 내는 미생물이 서식하기에 매우 좋은 환경(영양 풍부, 습기 있는 환경)이고 지금까지 구강 내 세균은 약 500종정도 발견되었다. 미생물학교실에서는 세균을 연구하고 세균 감염에 대한 숙주 반응, 발병 기전 등을 연구한다.

구강 내 세균은 잇몸질환, 치아우식증, 입냄새 등 거의 모든 구강질환의 원인이다. 세균은 치아 주위에서 집단을 이루어 공생하고 있는데, 이들은 세균 biofilm(치태)이라고 하는 끈끈한 보호막을 만들어서 인체의 방어기전으로부터 자신들을 지키며 생활하고 있다. 이들 세균 biofilm이 방치되면 세균과 세균이 내뿜는 독성물질들이 석회화되어 치석이 되는데, 시간이 지날수록 치석은 잇몸 안쪽으로 파고들어 염증이 잇몸뿐만 아니라 치주인대와 치조골까지 파급되는 양상을 보이게 된다.

이 외에도 구강미생물학 시간에는 구강 내 미생물간의 관계, 치주질환과 치아우식 등 구강질환에 관계된 중요한 세균(S.mutans 등), 미생물(세균, 바이러스, 곰팡이 등)의 배양법과 여러 가지 멸균 원칙들을 배운다.

6) 생화학

생화학은 생명체의 발생, 성장, 노화, 죽음 등의 복잡한 생명현상을 연구하는 학문이다. 생명현상의 기본 원리에 대해 분자 수준에서 동물실험 등을 통해 생명현상에 대한 이해를 증진시키고 이를 임상에 적용하는데 기여하게 된다. 수업시간에는 DNA, Virus, 유전질환, 세포구조, 대사, 신호전달, 효소의 개념, 물의 특징, 산염기 등 디트(DEET)를 준비하면서 공부했던 내용들을 치의학과 관련하여 배우게 된다.

이 외에도 면역학, 분자생물학, 세포생물학 등 치과의사가 알아야 할 기초 치의학에 대해 강의와 실습이 진행된다. 이러한 기초 치의학의 개념을 잘 이해하면 더 깊은 치의학 연구에 많은 도움이 된다.

치과이야기

과음하고 토하면 충치가 생긴다?

우리가 술을 많이 마시고 토하게 되면 위산이 역류하게 되어 치아의 안쪽이 산에 노출된다. 치아의 구조 중 법랑질은 매우 단단한 구조이지만 산에는 매우 약해서 치아가 산(acid)에 노출되면 이러한 법랑질이 탈회되어서 치아 우식증의 위험성이 훨씬 더 커진다. 그러므로 이와 같은 경우에는 빨리 입안을 물로 헹구거나 이를 닦아주는 것이 좋다.

| 교육의 뿌리는 쓰지만, 그 열매는 달다. |

_ 아리스토텔레스

2. 해부학(解剖學, anatomy)

| 고통스러운 한 번의 경험은 백 번의 경고 가치가 있다. |

_제임스 러셀 로웰

해부학은 기증된 시신의 해부를 통해 정상적인 해부학적 구조와 여러 구조의 변이를 밝히며, 이를 임상에 응용하는 분야이다. 치전원에서는 치아에 관련된 것만 배울 것이라고 오해하는 사람들이 많은데 절대 그렇지 않다. 우리의 몸은 하나로 연결된 유기체이기 때문에 몸에 대한 전반적인 지식을 알고 있어야 치과 치료도 가능한 것이다. 따라서 해부학 시간에는 skull(두개골), 사지골(팔, 다리), 흉곽 및 복부, 척수, 얼굴, 뇌와 뇌신경, 구강해부, 목삼각(목 쪽에 여러 가지 구조물로 삼각형을 이루는 중요한 구조가 있다) 등의 치의학과 관련 있는 해부학 이론을 배우고 실습을 진행하게 된다.

해부학 실습실에서 실제로 시신을 기증하신 분들의 모습을 대하게 되면 그 분들께 감사한 마음과 열심히 공부하겠다는 다짐을 자연스럽게 하게 된다. 해부학을 배우는데 도움을 주신 그 분들에 대한 예의로 실습실에서는 웃는 것이 금지되고 실습 전후에 묵념을 하고 경건한 마음으로 실습에 임한다.

실습방법은 각 조에서 배운 내용을 바탕으로 실습을 진행한다. 그 후에 발표자, 평가자를 정해 발표자는 어떻게 해부를 진행하였고 구조물과 기능, 그 외 특이 사항들을 이론시간에 배운 것과 비교하여 발표하고 평가자는 실습이 잘 이루어졌는지, 발표자가 이론과 비교해 실습한 대로 발표를 제대로 하는지를 평가하는 방법으로 진행된다. 해부학 실습 학기 내내 거의 모든 학생들이 발표자나 평가자 역할을 한 번 이상은 하게 되므로 해부학 실습에 적극적으로 참여하게 된다.

Skull(두개골)은 하나인 것 같지만 실제로는 훨씬 많은 수의 뼈와 구조물로 이루어져 있으며 제대로 이해하기 위해서는 어느 정도의 '공간지각력' 까지 필요하다. 뼈에는 많은 구멍들이 있는데 이 구멍이 다른 뼈의 어느 구멍과 연결되는지도 이해해야 하기 때문에 쉽지 않다. 각각의 근육은 어디서 시작해서 어디서 끝나는지, 12쌍의 뇌신경이 각자 어디로 진행하는지 주행경로까지 알아야 한다. 또한 해부학 교과서를 보면 정맥, 동맥, 신경이 색깔 별로 구분되어 있어 공부하기 수월하지만 실제로 해부 실습 시에는 모두 비슷한 색이라 구분이 어려워서 해부학 이론과 실제 임상을 결합시키는 것도 쉽지 않다.

Skull의 한 부분이자 치과와 가장 관련이 깊은 상악(maxilla, 위턱)과 하악(mandible, 아래턱)은 같은 구조라 생각하기 쉽지만 골의 성질부터가 다르다. 상악은 해면골(spongy bone)이라 뼈가 치밀하지 않아 이 특성을 국소마취, 임플란트 치료나 교정치료 등에 이용한다.

독자 여러분들이 공부해보면 자연스레 알게 되겠지만, 해부학은 지식의 양이 너무 방대해서 중요한 것을 추리고 또 다른 사람들의 도움을 받아서 공부해야 한다. 만약 시험이 얼마 남지 않았는데 모두 다 이해하려 한다면 시험범위의 내용들을 다 공부하지 못하고 시험을 보게 될 각오를 해야 한다. 물론 모든 학생들은 내용을 이해하면서 공부하고 싶어하지만 시험에 임박하면 그러한 생각이 불가능하다는 것을 깨닫게 된다. 독자들은 공부하고 싶어 했던 치의학을 공부하면서 게을리 한다고 생각할지 모르지만 강의에서 배웠던 내용을 모두 소화하기란 불가능하다. 그 대신 치전원 교육에서는 반복이 있다. 1학년에서 이해가 안 되었던 중요한 내용들은 2학년 때 다시 나오면서 이해하게 되고 이것은 졸업할 때까지 계속 반복된다.

특히 skull(두개골)은 내용이 방대하여 학기 중에 완전히 이해를 못했던 내용이 있을 수 있다. 하지만 앞서 설명하였던 'skull study' 에서 후배를 가르치기 위해 공부하면서 이해하게 되었다는 친구들도 많이 있다. 이러한 방법으로 중요한 내용들은 계속 반복이 되면서 지식의 깊이가 깊어지고 임상적 상황과 연계가 된다.

해부학 중에서 치과의사에게 중요한 skull(두개골) 부분에 대해서는 구두시험(oral test)도 있다. Skull 구두시험은 학생 몇 명씩 교수님 앞에 나가 skull을 들고 뼈 이름과 혈관 신경 등의 연결 관계를 말하거나 교수님 질문에 답하는 방법으로 진행되고 이 순간 입학한지 얼마 되지 않는 학생들의 긴장감은 극에 달하게 된다.

해부학 같이 중요한 과목은 대개 재시(再試)가 있기 마련이다. 재시는 같은 과목의 시험을 다시 보는 것으로 교수님이 학생들의 유급을 피하게 해주기 위한 배려인데 학번 전체가 시험 성적이 만족스럽지 않다고 판단되면 전체 재시가 결정되기도 한다. 과목마다 생길 수 있는 재시에 많이 응시하면 자연스럽게 방학이 짧아진다. 하기 싫지만 억지로라도 해야 하는 공부, 실습, 동아리 활동, 아르바이트 등의 과정 속에서 예비 치과의사로서 자기 절제를 배우고 많이 단련된다.

치과이야기

치과의사가 시술할 수 있는 영역은 점점 넓어지고 있다.

노무현 전 대통령도 시술을 받아 유명해진 '보톡스(Botox) 시술'은 치과의사가 잘 할 수 있는 시술이다. 치과의사는 악안면(얼굴) 영역의 해부학적 구조에 대해 잘 알고 있고 안모의 심미적인 부분에 대해서도 잘 이해하고 있어 보톡스 시술을 할 수 있는 준비가 되어있기 때문이다. 보톡스 시술의 원리는 DEET 준비 과정에서도 접할 수 있다. 아세틸콜린은 '아세틸콜린리셉터'와의 결합을 통해 탈분극을 유발하여 근육을 수축하게 하는데, 보톡스는 이의 결합을 막아서 근육수축이 일어나지 않게 하는 원리이다. 보톡스는 씹는 근육(masseter muscle 등)의 발달로 인한 사각턱 교정, 눈가의 주름이나 이마의 주름 완화 등의 목적을 위해 시행될 수 있다.

| 가장 낮은 곳에 가장 높은 곳으로 올라가는 길이 있다. |

_ 카일라일

3. 치과재료학

| 지식에 투자하는 것이 가장 높은 이윤을 보장한다. |

_ 벤자민 플랭클린 (미국 건국의 아버지)

치과재료학이란 치과 영역에서 사용하는 여러 가지 금속성 또는 비금속성 재료에 대하여 물리적 성질과 화학적 성질을 연구하고 이러한 재료들의 조작법, 임상적 적용방법을 연구하는 학문이다.

어떤 재료가 치과 영역에서 사용되기 위해서는 그 목적에 적합한 특성을 가져야 한다. 치과 치료를 위해서는 강도가 높은 재료가 사용되기도 하고(예: 부분 틀니의 frame 등), 탄성이 요구되는 경우(예: 교정용 wire 등), 적당한 연성을 필요로 하는 경우(예: gold inlay 등) 등이 있다.

하지만 우리의 구강 안은 항상 어둡고 타액으로 인해 습기가 가득 차 있으며 끈적끈적한 여름날처럼 36도를 유지한다. 뜨거운 국물을 먹기도 하고 차가운 아이스크림을 먹었다가 신 것, 단 것 등이 수시로 들어오며, 우리나라 사람들은 딱딱한 음식과 질긴 음식을 좋아하며 항상 혀가 움직이고 있어 인공 재료나 치과 치료에 유리한 환경이 아니다. 이처럼 치과재료는 모든 악조건에 노출되어 있기 때문에 아무리 훌륭한 재료라도 구강 내에서 제 역할을 해내기가 쉽지 않다. 특히, 치과용 재료는 물, 침, 피 같이 구강 내에 있는 습기에 약한 경우가 많다.

다음은 치과에서 자주 사용하는 재료들이다.

인상재는 치과의 특성상 환자의 보철물 제작 등을 위해 긴 시간이 필요하므로 환자의 구강형태를 재현한 모델이 있으면 그것을 이용해 작업할 수 있고, 검사용 모형[1]으로도 사용할 수 있으므로 이를 만들기 위해 사용하게 된다.

• 알지네이트 인상재

우리가 흔히 치과에서 '본뜬다'고 할 때 경험한 재료이다. 적당한 물과 mix하여 구강 내에 압력을 가하면 경화되면서 치아와 그 주변조직의 인상(impression)이 채득된다.

• 열가소성 인상재

재료에 열을 가한 후 구강 내에 적용한다. 정확한 인상을 얻기 위해서는 인상용 재료는 구강 조직이 뜨겁다는 느낌을 주지 않으면서 구강 내 온도보다 약간 높은 온도에서는 충분히 유동성이 있어 미세한 부위를 정확히 재생해 낼 수 있어야 하고, 구강 내보다 낮은 온도에서는 유동성이 없이 견고해야 한다. 이 외에도 많은 인상용 재료들이 있다.

• 치과용 석고

환자의 인상을 채득한 후 석고를 부어서 치아모형을 제작하는 등에 사용한다.

• 각종 접착제, 시멘트 등

이들 재료는 섞기(mix) 시작하면 굳기 시작하기 때문에 처음부터 정량을 섞는 것이 아니라 조금씩 섞어 나가야 충분한 작업시간을 가질 수 있다. 치과의사는 이 작업시간을 충분히 이용할 수 있어야 한다.

1)

검사용 모형(study model): 구강내 검사의 보조로 유용하다. 구강내 검사는 시간적 제약, 검사방향과 조명의 제한 때문에 충분한 관찰이 불가능하지만, 검사용 모형을 이용하여 구강 외에서 형태와 기능적 상태를 관찰하는 것이 가능하다.

• 치과용 레진(resin)

치과용 레진은 치아를 메꾸는 충전재, 의치상 재료(틀니의 잇몸 부위), 인공 치아 제작, 교정용 브라켓 접착제, 치면열구전색제(sealant) 등의 치과 시술에 있어 널리 사용되고 있다. 치과 치료 중 특히 전치부의 수복 치료를 위해 필요한 치아와 동일한 색상의 수복 재료를 개발하는 것은 치의학의 중요한 목표 가운데 하나였다. 이 역할을 치과용 레진이 맡고 있고 그 물성은 기술의 발달로 끊임없이 개선되고 있다.

• 치과용 아말감(amalgam)

치아의 썩은 부분을 깎아내고 채워 넣는 재료로서 수은과 은, 구리 등의 합금이다. 아말감 시술은 건강보험이 적용되어 널리 이용되지만 수은이 들어있어 인체에 해로울 수 있다는 주장이 계속 제기되고 있는 상황이다. 하지만 치아와 색이 비슷한 레진은 건강보험이 적용되지 않아 환자 부담이 커지는 측면이 있고 아말감은 1세기 이상 사용되면서 문제 된 경우가 없었음은 물론, 그 양이 배추 한 포기에서 섭취하게 되는 수은 양보다 작아서 인체에 영향을 끼칠 정도는 아니라고 한다. 이러한 배경 때문에 아말감은 점점 인기가 식고 있지만 아말감 시술은 치과의사로서 기본기에 해당한다.

• 연삭 및 연마기구 (치과에서 가장 흔히 보고 두렵게도 느낀 치아삭제용 기구)–handpiece!

공기압축기(compressor)로부터 배출된 압축공기가 핸드피스 내의 터빈을 돌려서 버(bur)를 회전하게 한다. 충치 치료 등을 위한 속도가 빠른 high speed와 치료 마무리나 보철물 형성 등을 위한 low speed가 있다. Handpiece는 고속으로 회전하면서 열을 발생시키기 때문에 '부드럽게 붓을 터치하는 동작(Brush stroke action)' 으로 사용되어야 한다. High speed handpiece는 이 열을 식히기 위해 물이 같이 분사된다.

• 버(bur)

핸드피스에 끼워서 사용하는 것을 bur라고 한다. 치과용 버는 치아에 와동 형성(충치로 인해 치아의 손상된 부분을 삭제하고 치과용 재료로 충전하기 위해 특정 형태로 만드는 것), 지대치(브릿지나 부분 틀니 등 보철물 적용을 위해 필요한 치아의 특정 형태) 형성, 골의 절제, 보철물의 가공 등에 사용, 보철물을 보다 매끈하게 연마할 때 사용한다. 앞부분에 절삭 날이 있어 회전함으로써 물체를 삭제한다. 버를 고정, 회전시키기 위해서는 핸드피스가 필요하다. 마치 못(bur)을 박기 위해서는 망치(handpiece)가 필요한 것과 같다.

• 티타늄(임플란트)

잠수함 표피나 골프채에도 티타늄이 사용되는데 이것은 티타늄이 충격을 흡수해 주는 성질이 있기 때문이다. 자연치에는 치아와 치조골을 연결해주고 교합력이나 외력을 흡수해주는 치주인대가 있으나, 임플란트를 식립한 부위에는 치아가 상실되어 이러한 치주인대가 없으므로 충격이 흡수되고 뼈와 잘 융합하는 티타늄을 이용한다.

임플란트는 1982년 캐나다 토론토에서 스웨덴의 Branemark라는 의사가 연구한 골유착 임플란트를 발표한 후 발전을 거듭해 많은 치과의사들이 시술을 하고 있다. 임플란트는 인체의 조직이 상실되었을 때 이를 회복시켜 주는 대체물을 의미하지만, 치과에서는 인공치아 이식을 말한다.

즉, 임플란트 시술은 상실된 치아의 치근을 대신할 수 있도록 인체에 거부반응이 없는 티타늄으로 만든 인공치근을 이가 빠진 치조골에 심어서 유착시킨 후 인공치아를 고정시켜 치아의 원래 기능을 회복하도록 하는 시술이다.

이 외에도 치과에서 자주 쓰이는 치과재료에는 임시수복재, 치수진통 · 진정제, 근관충전제, 치주팩 등이 있다.

치과의사의 업무는 우리 생활과 매우 밀접하며 다른 분야로의 응용이 가능하다. 얼마 전에 신체 일부를 그대로 재현하여 재현된 모형을 만들어주는 사업이 크게 유행한 적이 있었다. 이 사업을 치과의사 출신이 처음 아이디어를 내서 사업화 시켰다고 한다. 아마도 치과용 인상재를 사용해본 경험이 있는 사람이라면 이 아이디어를 내는 것이 그리 어렵지 않았을 것이다.

임플란트 역시 토목과에서 다리를 건설하는 원리와 비슷하다. 물 때문에 도로로서 기능을 못하다가(저작기능, 발음, 심미적 기능이 불가능한 치아가 상실된 잇몸), 다리를 올리고 시멘트가 마르기까지 기다려서(임플란트를 식립하고 골과 융합할 때까지 기다린다), 다리 기둥 위에 도로 역할을 하는 상판을 올려준다(악골과 융합된 임플란트 위에 보철물을 올린다). 물론 지반이 튼튼한 곳에 다리 기둥을 심어야 하고(잇몸 뼈가 튼튼해야 좋은 결과), 지반이 튼튼하지 않으면 보강공사를 하기도 한다(인공 뼈를 이식하여 보강하기도 한다).

치의학은 이처럼 과학적 원리를 기반에 두고 다양한 분야와의 응용이 가능하기 때문에 매우 흥미롭고 가능성이 무궁무진한 분야이다.

| 무(無)에서는 아무것도 만들어 질 수 없다. 재료를 모으지 않는 사람은 짝을 맞출 수가 없다. |
_ 레이놀즈

4. 약리학(藥理學)

| 무서운 적을 정복한 사람보다 자신의 욕망을 정복한 사람이 더 용감하다. 가장 어려운 승리는 자기 자신에 대한 승리이기 때문이다. |

_ 아리스토텔레스

약리학은 약물에 의해 일어나는 생체 기능 변동을 연구하고 이의 연구 결과를 임상에 적용하고자 다양한 동물 실험 및 임상 실험을 통해 연구를 진행하는 학문이다.

약리학을 공부하면서 부담스러운 공부 양 때문에 '치과에서 사용하는 약만 공부하면 좋겠다.' 라고 생각한 적이 있었다. 하지만 고령화 사회에 따른 투약 증가로 치과질환 치료를 위해서는 직접 치과에서 처방하는 약제가 아니더라도 임상 의학에서 이용되는 약제들의 약리기능과 상호작용 등 기본 지식을 숙지해야 한다. 따라서 약리학에서는 임상에서 사용되는 약들의 작용 기전(약물의 원리를 이해하려면 먼저 질병을 이해해야 한다), 용도, 사용법, 독성과 부작용(약물에 따른 부작용에 대해 이해하고 있어야 올바른 처방이 가능하다)에 대해 공부한다.

고학년이 되면 치과 응급 상황에 쓰이는 약이나 항생제의 처방 등과 아울러 약물 사용에 관한 법규정과 처방전 쓰는 법을 배운다. 특히 치과시술은 출혈을 동반하는 경우가 많기 때문에 지혈과정과 지혈에 영향을 미치는 약물의 이해, 선천적 또는 후천적 출혈장애를 가진 환자에 대한 이해가 필요하다.

처방전이란 면허가 있는 의사나 치과의사 등의 의료인이 특정 환자의 진단, 예방, 치료에 사용되는 약에 대하여 작성한 글이며, 처방자와 약사 모두 책임져야 하는 법적인 문서이다. 처방전 작성은 치료과정을 잘 수행하기 위한 과정의 하나라고 할 수 있다. 약을 처방하기 위해 약물 선택과 용량 결정 시 고려해야 할 사항으로는 환자의 전신 질환 유무, 약물에 대한 알러지(allergy) 반응 유무, 환자가 현재 복용중인 약물, 나이, 체중, 임신 유무, 수유 여부 등이 있다.

약은 크게 대중약(Over The Counter, OTC- 영어시험 teps에서도 자주 출제되는 어휘이다)과 처방약으로 나뉜다. 대중약은 설명서(label)에 따른 지시에 잘 따른다면 의사의 감독 없이도 안전하고 효과적으로 사용 가능한 약을 말하고 비아편계 진통제, 감기약, 비타민 등이 이에 해당한다. 처방약은 의사의 처방에 의해서만 사용될 수 있는 약을 말하고 항생제나 2% 이상 스테로이드 제제 등이 해당한다.

학교에 다니는 중에는 병원에서 교수님이나 수련의 선생님들께서 환자들에게 처방하는 약을 살펴보고 리포트 등을 통해 그 내용을 공부하면서 약을 환자의 상황에 맞게 처방하는 방법들을 배우게 된다. 그리고 우리나라에서 시판되는 약의 종류에 따른 작용, 적응증, 금기증 등을 정리해놓은 '약전' 을 참고하는 것이 많은 도움이 된다. 약을 처방할 때 참고할 만한 사이트로는 www.kimsonline.co.kr 등이 있다.

1) 약물의 전달방법

약의 효능은 과거보다 훨씬 좋아졌다. 그러나 '구슬이 서말이라도 꿰어야 보배' 라는 말이 있듯이 약효가 아무리 좋아도 환자가 처방대로 복용하지 않으면 효과가 떨어지게 마련이다. 약제의 투여 목표는 그 약물의 혈중 농도를 유지하기 위함이다. 다음은 약의 다양한 전달방법이다. 의사는 환자와 약의 특성을 고려하여 전달방법을 선택하게 된다.

• 근육주사(IM)

주로 Gluteus, Deltoid muscle(엉덩이 근육)에 깊이 주사한다. 처음 실습할 때는 다들 두려운 마음에 떨지만 익숙해지면 다트 던지는 것처럼 쉽다고 한다. 근육주사는 약이 근육으로 퍼지는 것이 좋으므로 주사를 맞고 문질러 주는 것이 좋다.

• 정맥내 주사(IV)

작용이 빠르고 혈중 유효농도를 정확히 조절할 수 있으나 약물이 혈액 내로 직접 들어가므로 혈액 성분을 파괴 하거나 색전을 일으키는 약물은 정맥 주사로 적합하지 않다. 주사 후 지혈이 되어야 하므로 근육주사와는 달리 문질러서는 안 되고 지혈될 때까지 누르고 있어야 한다.

• 경구투여(먹는 약)

약물이 위 및 소장에서 흡수되어 문맥을 통해 간장에서 투여약물의 일부가 대사되어 전신순환 된다.

• 설하 투여(약을 혀 밑에 넣고 녹여서 복용하는 방법)

혀 밑인 구강저 근처에는 정맥이 많이 분포하여 간문맥을 경유하지 않고 직접 전신으로 확산된다.

• 직장내 투여

어린 환자, 혼수상태인 환자에게 투여한다.

• 피부 및 점막(상피표면) 적용

지방용해도가 높은 약물은 확산에 의해 피부를 통과한다.

• 흡입법

약물을 코나 입을 통해서 흡입하는 방법으로 용량조절이 힘들고 폐상피세포의 자극 가능성이 있다.

• 피하주사(피부 바로 아래에 주사)

피부에는 통점이 많아서 약물의 투여량이 많거나 자극성이 크면 심한 통증을 느낄 수 있다.

• 동맥내 주사

원하는 장기, 조직에 고농도의 약물을 도달시킬 수 있다(예: 항암제).

알약을 삼키기 힘들다고 부숴서 복용하는 경우가 있는데 이러한 방법은 약 성분이 체내에 너무 빨리 흡수되어 위험할 수 있다(이것은 일시적으로 약물 과다 복용 상태가 될 수도 있고 반대로 약효가 몸에 퍼지기 전에 체외로 배설될 수도 있다). 실제로 대부분의 알약은 체내 흡수 속도를 조절하기 위한 특수 코팅이 되어 있어서 위에서는 녹지 않다가(pH 2) pH 7~8 정도의 장에서 녹아 작용하도록 제작되어 있는 경우가 많다. 특히 하루에 한 번만 복용하게 되어 있는 알약은 절대 부숴 먹지 않는 게 좋다. 그러므로 알약을 먹기 힘들다면 의사에게 미리 이야기 하여 같은 효과를 지닌 다른 형태의 약을 찾아보는 것이 좋다.

2) 이 외의 약에 관한 이야기

- 제산제의 경우는 공복 시에, 이뇨제는 오전 중에(저녁에 복용하면 밤에 소변이 마렵다) 복용하는 것이 좋다.
- 한 가지 질환에 대해 여러 가지 약이 존재하는 이유
  신장 환자에게는 신장에 무리를 주지 않고 간을 통해 배설되게 하고, 간질환 환자에게는 간에 무리를 주지 않도록 신장을 통해 배설되게 하는 등 여러 상황을 고려하여 약을 제조하기 때문이다.
- 비만 환자의 경우에는 지방의 양이 일반인보다 많으므로 지방에 잘 부착하는 약물은 일반인보다 용량을 더 많이 처방해야 약효가 있는 'free form'이 일정량 이상이 되게 할 수 있다.

- 치과에서 사용하는 국소마취제에는 에피네프린(혈관수축제)이 혼합되어 있다?

  → 치과에서 사용하는 국소마취제의 에피네프린은 혈관을 수축시켜 전신순환을 감소시켜서 마취 부위에 국소마취제 작용시간을 늘려주고 전신독성은 줄여주는 역할을 한다. 또한 혈액 손실을 줄여주어 시술자의 시야를 좋게 하는 효과도 있다. 치과의사는 시술 종류나 환자 상태에 따라 국소마취제 내의 에피네프린의 함량을 조절한다.

| 없는 것을 슬퍼하지 않고, 가지고 있는 것을 기뻐하는 자가 지혜로운 사람이다. |

_ 에픽테토스(Epictetus)

5. 치아형태학

| 감사를 표현하라, 만남을 소중히 하라, 타인을 존중하라, 가슴을 따르라, 이상과 열정을 기억하라, 믿음을 실천하라. |

_ 슈바이처

스페인의 건축가 안토니 가우디는 자연 어디에도 직선은 없다고 말하며, 격자 형태의 획일화된 건축물을 비판했다. 치아형태학을 공부하다 보면 치아가 좌우로 대칭일 것 같지만 오히려 좌우 대칭인 치아는 특징으로 꼽을 정도로 형태가 다른 경우가 많다. 하지만 이러한 치아 하나하나가 아름답고 치아가 모인 치열이 아름답다. 조물주가 어떻게 기능(저작, 발음 등)과 심미성을 같이 고려하여 이렇게 모양을 갖게 하였는지 신비롭기까지 하다.

사람은 사랑니를 제외하면 양측 상 · 하악 모두 합해서 28개의 치아를 가지고 있는 셈이다. 치과의사는 이러한 28개의 치아 각각의 중요 내용(해부학적 구조 등)을 완전히 알고 있어야 한다. 치아가 모두 형태가 다르고 개인별로도 차이가 있지만 치과의사가 될 사람이라면 치아의 구조를 자꾸 remind하고 심심하면 그림도 그려보고 스스로 반복 연습하여 조각도 할 수 있어야 한다(치아형태학 실습시간에 석고를 이용하여 각 치아의 이상적인 형태를 조각(carving)해보는 실습을 하게 된다).

치아형태학 시간에는 치아의 발생과정, 치아의 구조, 치아의 구성 성분인 법랑질, 상아질, 치수, 치주인대, 유치열과 영구치열의 특성과 관계, 치아의 맹출과 탈락, 치아 주변 조직의 특성과 치아와의 관계, 교합 등에 대해 배운다.

치아형태학을 공부하면서 28개의 이상적인 치아 형태를 알게 되고 치과 치료를 위해 촬영한 엑스레이 사진이 어떤 치아를 촬영한 것인지, 소아 환자에게 있어 왜 치면열구전색술(sealant)이 필요한지 등을 이해하게 된다(치아의 씹는 부분은 여러 가지 이유로 고랑(groove) 형태로 되어 있어 이 부분에 충치가 생기기 쉽다).

1) 교합

치대생이나 치전원생이 잘 알고 있어야 할 개념 중에 하나가 바로 '교합(Occlusion)' 이다. 교합개념 중에 중요한 'CO(Centric Occlusion)' 라는 개념이 있는데, 이를 두고 치전원생이 '일산화탄소' 라고 하면 곤란하다(물론 유머이다).

교합의 개념을 아주 간단하게 설명하면 '상 · 하악 치아의 맞물리는 관계' 정도라고 할 수 있다. 사실 교합은 하악골의 다양한 운동 시 상 · 하악 치아들의 접촉, 턱관절, 근육, 신경 등의 통합된 시스템이다. 치아의 교합은 주로 소구치 및 대구치에 의해 이루어지고 이 중에서도 상 · 하 제 1대구치가 중심 역할을 하게 된다.

하악골(아래턱)은 양측 두 개의 관절을 갖는 단일 골로서 하악 운동을 할 때 그 회전축의 이동이 아주 복잡하기 때문에 하나의 평면으로서 반대악과 접촉하는 것이 불가능하다. 교합이 되는 동안 여러 부분이 동시에 접촉되므로 균형을 이루게 하려면 교합면은 곡면으로 형성되어야 한다(자연계에 직선은 없다!, 하악골의 움직이는 궤도는 마치 4/4박자 지휘 궤도와 유사하다).

치과의사는 치과 치료 시 환자의 교합이 정상적인지 잘 고려한 후에 치료해야 한다. 치과 치료 후에 교합이 달라지면 그 결과는 물론이고 외모의 균형도 깨지게 될 수 있다.

치전원생은 치아형태학을 배우면서 비로소 '내가 치전원에 들어왔구나' 하는 생각이 들기 시작한다. 흥미로운 치의학의 세계에 대해 좀 더 알아보도록 하자.

2) 국내 모 임플란트 회사 광고의 비밀

눈치 빠르고 주의력이 깊은 사람이라면 국내 모 임플란트 회사 TV CF에서 임플란트 시술을 받은 치아를 번호로 지칭하는 것을 알았을 것이다. 이것은 '치식(Dental Formula)' 이라고 해서 치아를 쉽고 정확하게 지칭하기 위한 것이다. 치식은 술자(치과의사)가 바라보는 환자의 구강을 그대로 나타낸 것이다. 술자 입장에서 만들어진 것이어서 환자의 오른쪽은 술자의 입장에서는 왼쪽이 된다.

	환자의 오른쪽	상악(Maxilla)	환자의 왼쪽	
	18 17 16 15 14 13 12 11	l	21 22 23 24 25 26 27 28	
(좌측)	48 47 46 45 44 43 42 41	l	31 32 33 34 35 36 37 38	(우측)
		하악(Mandible)		

전체 치아를 4등분하여 생각하여,

- 11, 21, 31, 41을 중절치(Cenral Incisor, CI)라고 하고
- 12, 22, 32, 42를 측절치(Lateral Incisor, LI)
- 13, 23, 33, 43을 견치(Canine, 송곳니- 개의 이빨과 닮았다 해서 붙여진 이름이다. 사람에게는 '이빨' 이라는 표현을 안 쓰고 '치아' 라고 한다)
- 14, 24, 34, 44를 제1소구치(first premolar, PM1)
- 15, 25, 35, 45를 제2소구치(second premolar, PM2)
- 16, 26, 36, 46을 제1대구치(first molar, M1)
- 17, 27, 37, 47을 제2대구치(second molar, M2)
- 18, 28, 38, 48을 제3대구치(third molar, M3-사랑니)라고 한다.

이제 이해가 되었는지 확인해 보도록 하자.

- 재미를 위해 광고 속 카피를 옮겨보면, '임플란트로 자신감을 찾게 되었다 – 11, 21번'
  → 11, 21번인 상악 중절치 2개가 상실되어 있다면 사회생활이 어려울 정도로 비심미적일 것이니 임플란트 치료를 받았다면 자신감을 찾게 되었을 것이다(아마도 광고 속 환자는 젊은데 11, 21번 치아가 상실된 것으로 보아 교통사고 등의 사고를 당했을 것이다).

이어지는 후속 퀴즈를 풀어보자.

Q 환자의 우측 아래 송곳니는 몇 번일까?

A 43번

Q 'Decayed tooth on #46' ?

A 치과 차트에서 흔히 볼 수 있는 문구이다. 오른쪽 아래 제1대구치에 충치(치아우식증)가 있다는 것이다.

Q '사랑니' 는 정확히 무엇을 말하나?

A 구강의 가장 안쪽에, 가장 늦게 사랑을 알 때쯤 맹출 한다고 하여 붙여진 명칭이다(맹출 하지 않는 사람들도 많다). '제3대구치(M3-18, 28, 38, 48)'를 지칭한다. 서양에서는 지혜로워질 때쯤 맹출 하는 치아라고 하여 '지치(智齒, wisdom teeth)'라고 한다. 변이가 너무 많아 해부학적 언급이 어렵고 안쪽에 있기 때문에 잇솔질이 잘 안 되어서 dental caries(치아우식증)가 생기기 쉽다. 정상 맹출인 경우에는 굳이 뺄 필요는 없고(대부분 비정상적으로 맹출한다), 요즘에는 대구치(어금니) 이상이 생겼을 경우 사랑니를 이식하기도 한다.

Q 우리가 음식을 먹을 때 가장 많이 작용하는(교합력이 가장 큰) 치아는?

A '제대구치(M1-16, 26, 36, 46)': 제일 많이 쓰이는 치아임은 물론이고, 영구치 중 제일 빨리 맹출 하여서 구강 내에 일찍 노출되므로 어렸을 때부터 잘 보존해야 하는 치아이다.

| 누구나 안전한 현재에 머물러 있을 수도 발전을 위해 앞으로 나아갈 수도 있다. 그러나 발전은 지속적이고도 반복적으로 이루어져야 하며, 두려움은 지속적으로 반복적으로 극복되어야 한다. |

_ Abraham Maslow

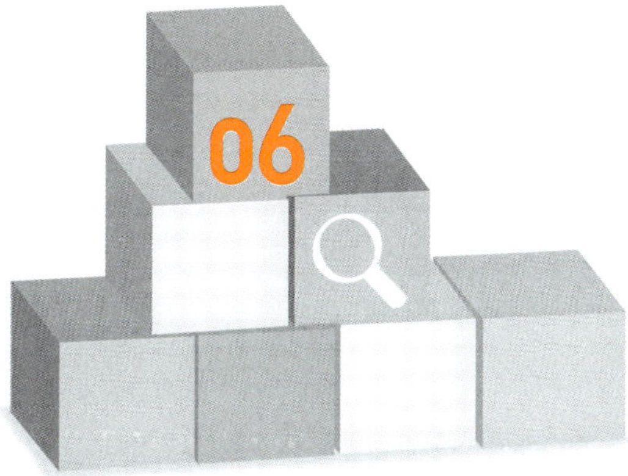

임상 치의학

이것은 무엇일까?

비용이 들지 않지만 많은 것을 준다.
주는 이가 가난하게 되지 않으면서도,
받는 이를 풍요롭게 한다.
잠깐이지만 그에 대한 기억은 때로 영원하다.
아무리 부자라도 이것이 필요 없는 사람은 없고,
아무리 가난해도 이걸 못할 만큼 가난한 사람은 없다.
가정엔 행복을 더하고,
사업엔 촉진제가 되고,
친구 간엔 우정을 돈독하게 만든다.
피곤한 자에겐 휴식이 되고,
좌절한 자에겐 용기를 주며,
슬퍼하는 자에겐 위로가,
번민하는 자에겐 자연의 해독제가 된다.
돈을 주고 살 수도 없으며, 빌릴 수도 없고 훔칠 수도 없다

– 랍비 S.R. 허시

이것은 바로 '미소' 이다. 이러한 미소를 자신 있게 미소 짓게 도와줄 수 있는 사람이 바로 치과의사이다.

1. 구강내과

입냄새(구취)로 인해 상대방에게 불쾌감을 준다면 자신감 상실은 물론 대인기피증 등 사회적 문제로 연결될 수 있다. 구취는 구강 및 인접 기관에서 나는 냄새가 자신이나 타인에게 불쾌감을 주는 것이다. 대부분은 잇몸질환, 충치, 불량 보철물, 구강건조증 등 구강 질환이 원인이다.

구강내과에서는 당뇨, 고혈압 등 전신질환자의 치과 치료(medical part와의 협진 포함), 턱관절 질환, 구강악안면 질환진단(진단이 없다면 치료도 없다), 악안면 영역의 통증, 건강검진 시 치과분야의 검진, 구취(입냄새) 클리닉, 각종 진단서(참고로, 사고 등으로 치아가 흔들리면 4주, 연조직 손상은 2주 정도로 진단한다) 발급 등을 담당한다.

구강내과에서는 치아 맹출 상태나 Hand-Wrist radiograph(펼친 손등을 찍은 방사선 사진) 등으로 환자의 성장 정도를 파악하기도 하고 생물학적 나이를 진단하기도 한다. 또한 노인, 장애인, 발달장애 어린이, AIDS 환자 등 특수한 그룹의 환자의 행동 양식이나 유명 미국 드라마인 CSI시리즈에서 자주 등장하는 법치의학 등을 연구하고 임상에 접목시킨다.

턱관절은 저작계(masticatory system: 치아교합, 턱관절, 씹기근육, 혈관 및 신경)의 일부이면서 하악(mandible)을 두개골(skull)에 연결한다. 또한 좌우 관절이 동시에 하나의 기능적 단위로 움직이고 하악의 운동인 입의 개폐운동, 전진과 후퇴 및 측방운동을 조절한다. 턱관절은 교합과 밀접한 여러 기능을 담당하다 보니 이상이 자주 생기고 회복이 어렵다. 턱관절 질환은 귀 앞쪽이 아픈 통증을 동반하고 입을 벌릴 때 소리가 나기도 한다.

사회가 발달할수록 턱관절이 불편한 사람들이 많아지지만 어디서 치료를 받아야 하는지 모르는 경우가 의외로 많다. 이 경우 턱관절 질환을 전문분야로 하는 치과나 대학병원 등의 구강내과로 가면 된다. 구강내과에서는 턱관절 이상 환자의 검사, 진단, 물리치료, 투약처방, 스플린트 장치 제작 등의 치료를 담당한다.

이를 악물거나 이를 갈거나 턱에 힘을 주는 습관은 턱관절에 무리한 힘을 가하게 되므로 반드시 피하는 것이 좋다. 평상시 음식을 먹거나 말을 하지 않을 때 치아의 위치는 알파벳 N 발음할 때처럼 위, 아래가 2~3mm정도 떨어져 있는 것이 정상이다. 우리의 상 · 하악 치아가 하루 중 접촉하는 시간은 약 17.5분 정도로서 이갈이 등으로 이 시간이 늘어난다면 치아는 물론 턱관절에도 무리가 오게 된다.

진단은 의사의 지식과 경험, 환자의 모든 data를 종합하고, 치료계획수립의 바탕이 된다. 노련한 치과의사는 환자가 들어올 때부터 진단하기 시작하며, 환자를 정상 구강안면구조와 비교하고 기본 진찰법, 진단학적 방법에 따라 진단하게 된다. 치과의사는 환자가 통증을 호소하는 치아만 봐서는 안 되고 환자의 얼굴 비대칭은 없는지, 부은 곳은 없는지, 턱관절에 이상은 없는지 등의 전반적인 평가를 할 수 있어야 한다(환자 입장으로 병원을 갈 때는 의사가 환자의 혈색을 살펴야 하므로 화장을 안 하고 가는 것이 좋다). 또한 내가 치과 치료를 해야 할 환자인지 아니면 더 전문적 치료를 할 수 있는 다른 치과의사에게 의뢰(refer)해야 할 환자인지 파악하는 것도 치과의사로서 중요한 능력이다.

치전원에 입학하여 원내생이 되면 환자의 차트를 미리보고 그 환자가 받을 치료에 맞는 기구들을 미리 준비해 놓을 수 있어야 한다. 이러한 과정은 보조 인력의 업무이긴 하지만 시술 과정을 한번 생각해보는 효과가 있기 때문에 큰 도움이 된다. 또한 진료에도 어느 정도 참여하여 실제 환자의 주소(chief complaint, address가 아니다!), 기병력(history of present illness), 현재 상태(present illness) 등을 파악하고 진단한 후 적절한 치료계획(treatment plan)을 세워보는 경험을 갖기도 한다.

1) Charting(차트 작성)

진료기록부는 환자의 진단 및 치료에 필요한 정보와 경과 등을 기록하여 1차적으로는 환자 진료 자체에 활용하고 법적인 측면에서는 의료분쟁시의 법적 근거자료로 활용되며, 의료정책적 측면에서는 질환의 빈도 통계 및 의료비 산출 등의 국가 장단기 의료정책 수립에 활용하게 된다. 이처럼 진료기록부는 중요한 문서이기 때문에 외부 반출은 정당한 사유를 제외하고는 금지되고, 수정 시에는 적법한 절차에 의해 시행된다.

환자와 의사의 첫 대면은 문진(問診)으로 시작된다. 병력 청취는 질병의 진단과 치료에 결정적인 단서가 되므로 소홀히 해서는 안 된다. 의무기록은 지속적인 환자 관리와 타 진료 기관과 기록 교환, 의학적 평가, 의료 법적인 문제 발생 시 참고가 되므로 잘 보관해야 한다.

요즘에는 전자 차트가 많이 쓰이지만 기본적인 진료기록부 작성(Charting)은 치과의사가 작성한다. 3색 볼펜(치전원 학생이나 치과의사의 필수품이다)을 이용하여 치료받아야 할 치아는 빨간색으로 표시하고 치료계획이 있는 치아는 파란색으로 표시한다. Missing된 치아는 세로로 2줄을 그으며 현재 존재하는 치아는 사각형의 테두리로 표시하고 기존의 보철물은 그 재료가 아말감인지 gold인지 레진(resin)인지 등을 기록한다. 이러한 진료기록부는 열심히 작성할수록 환자를 더 잘 이해하고 다음 치료에서도 연속성을 가지고 더 잘 치료할 준비가 된다.

이러한 진료기록부는 'SOAP system'을 기본으로 하여 작성한다.

- Subjective
  → 초기 구강질환의 상태와 치료의 진행에 관련한 환자의 주관적 증상이나 인식(환자의 표현을 그대로 기록해 놓는 것이 좋다)
- Objective
  → 의사의 객관적 진단, 의사가 관찰한 객관적인 자료
- Assessment
  → 환자의 호소 등에 대한 평가, 치료과정에서 발견된 문제에 대한 평가
- Plan
  → 매번 병원을 방문할 때마다 행해지는 치료과정에 대한 기록, 치료계획

치과에서는 그 특성상 재료를 많이 사용하는데, 이 시술에 어떠한 재료(제품명)를 사용하여 치료했는지까지 기록해 둔다면 오랜 기간 후에 환자가 다시 내원했을 때 많은 도움이 될 것이다.

치과이야기

Dental mirror

치과에서는 mirror(치경)가 매우 중요한 기구이다. 치과 치료를 위해서 Dental mirror는 언제나 필수 기구이다. 상악(위턱)의 치아를 관찰하거나 구강 내 깊숙이 잘 안 보이는 곳에 위치한 곳을 보는 것은 물론, 치료를 위해 혀나 입술을 젖힐 때(retraction)에도 매우 유용하다(실제로 치과 치료 도중 혀가 매우 큰 장해가 된다).

| 최고의 재능은 나태함 앞에서는 파괴될 수 있다. |

_ 미셸 드 몽테뉴(프랑스 수필가)

2. 구강악안면방사선과

| 이 세상에는 위대한 진실이 하나 있어. 무언가 온 마음을 다해 원한다면, 반드시 그렇게 된다는 거야. 무언가를 바라는 마음은 곧 우주의 마음으로부터 비롯된 때문이지. 그리고 그것을 실현하는 게 이 땅에서 자네가 맡은 임무라네. |

_ 〈연금술사〉 중에서

2003년 개봉한 할리우드 블록버스터 영화 '헐크'는 방사선의 부작용을 영화의 모티브로 사용하였다. 하지만 방사선 기술은 열에 잘 견디는 전선, 인공 고관절, 오래 쓰는 타이어, 미백, 주름살 방지 화장품 등으로 이미 우리 실생활 깊숙이 들어와 있다.

인체에 메스를 대지 않고 영상으로 몸속을 들여다보는 것은 인류의 오랜 꿈이었다. 대표적인 인체 영상 장비로 X선, CT(컴퓨터단층촬영), MRI(자기공명단층촬영), fMRI, PET(양전자방출단층촬영), 초음파 등이 있다. X선이 가장 전통적인 인체 투시(透視) 장치라면 CT, MRI, PET는 현대 인체 영상의학의 트리오이다. 이들은 신약과 함께 현대 의학에서 인류의 질병 극복에 결정적인 한 축을 맡고 있다. 병원에 청진기(치과에서는 mirror, 핀셋, explorer, 3가지 기구가 모든 진료에 필수적인 'standard'에 해당한다)는 없어도 될지 모르지만 이들 장비 없이는 제대로 된 병원 축에 끼지 못한다. 그야말로 인체 영상 장비의 시대라고 할 수 있다. 인체 투시 영상 기술은 인류의 질병 극복에 결정적인 역할을 하기 때문에 사람들의 관심의 대상이다.

구강악안면방사선과(이하 방사선과)에서는 방사선의 발견, 원리와 특성, 방사선생물학, 방사선 안전관리와 방어, 촬영의 기하학적인 원리, 방사선 필름 현상 관리와 감염 방지, 구내방사선촬영법, 구외방사선촬영법, 양질의 사진을 얻기 위한 여러 조절 요소 등에 대해 배운다.

임상에서는 방사선 사진의 질을 평가, 방사선 사진상의 정상적 구조물과 비정상적 구조를 구분(방사선 사진 상에서 정상적인 구조물과 변이(variation)를 정확히 알고 있어야 비정상적 구조를 찾을 수 있다), 잘못된 사진의 경우의 원인과 적절한 교정법, 충치, 치주병 등을 포함한 여러 병변의 판독법에 대해 배운다.

치과용 방사선 사진은 적절한 진단과 치료를 위해 일정수준 이상의 사진의 질과 충분한 수를 필요로 한다. 3차원 입체인 촬영 대상을 2차원 평면에 나타내고, 방사선 사진은 어느 정도의 왜곡이 존재하기 때문이다. 치과의사 입장에선 환자에게 방사선 촬영 비용을 아껴주고 싶어도 사진 촬영을 충분히 하지 않았다가 병소를 발견하지 못하는 경우가 생기면 안 되기 때문에 사진 촬영을 여러 번 하는 것이다. 정면만을 찍는 증명사진만 보고 소개팅에 나갔다가 낭패를 본 경험이 있다면 위의 이유가 훨씬 더 잘 이해가 될 것이다.

1) 한 시대를 풍미했던 X선 사진 찍기

몇 년 전에 스티커 사진 찍기가 큰 유행인 시절이 있었다. 그때는 디지털카메라가 보급되지 않았던 시절이어서 친구들과 사진을 찍어 바로 현상해 볼 수 있다는 것이 유행의 비결이었다. 이처럼 엑스선 촬영 역시 처음 등장했을 때 자신의 내부를 촬영할 수 있다는 것이 획기적이었기 때문에 무분별하게 사진 촬영을 했었다고 한다.

방사선 기술은 의학의 발달과 함께 눈부신 발전을 하고 있다. 치과 영역에서도 이제 방사선 사진은 모든 진료에 거의 필수적으로 촬영하고 있다. 그러나 사람들 중에는 치과에서 방사선 사진을 왜 찍는지, 과잉 진료는 아닌지 걱정하는 경우가 있다. 치과 엑스레이는 임산부가 쏘여도 될 정도로 방사선 조사량이 적어 매우 안전하며, 미리 사진을 찍고 진료를 받으면 의사와 환자 모두 시간을 낭비하지 않고 진단과 치료계획을 잘 세우는 데 도움이 된다. 또한 구강 내에 깊숙이 위치한 사랑니 같은 경우나 우리 눈에 보이지 않는 치아의 뿌리까지 모두 보고 적절한 진단과 치료를 위해서는 치과 방사선 사진 촬영이 절대적으로 필요하다.

방사선과 실습 시간에는 마네킹을 이용하여 구강 내 방사선 사진 촬영법을 익힌 후 방사선 사진을 통한 진단이 필요한 환자에게 적용하여 찍어본다. 이를 바탕으로 진단, 방사선 사진 판독에 있어서의 원리, 잘못된 사진의 원인들, 판독을 위한 적절한 방법들을 강의와 실습을 통해 익히게 된다. 방사선 사진 촬영을 통해 정확한 촬영법을 익히고 판독을 통해 환자의 상태를 파악한다.

사진을 판독하면서 환자의 chief complaints(주로 호소하는 내용–병원에 오게 된 이유), sign(의사가 발견한 것) & symptom(환자가 느끼는 증상)을 자세히 읽고 방사선 사진을 촬영해야만 될 이유를 찾아내고, 그 결과를 영상에서 찾아내어야 한다. 예를 들어, 신경치료를 하려고 하면 방사선 사진이 치아 뿌리부분 끝까지 나와야 하고, 보철치료를 하려고 하면 치아 뿌리와 치아 위 부분이 모두 잘 나오는 게 좋다. 일반적으로 초진환자(처음 내원한 환자)의 경우에는 전악(full mouth) 촬영하거나 panorama를 찍고 재진 환자의 경우에는 필요한 부위만 촬영한다.

2) 구내 영상진단(intraoral radiograph)

다른 촬영에 비해 선명한 상을 보이며, 비교적 변형과 왜곡이 적어 여러 가지 해부학적 구조물로부터 시술 부위까지의 거리와 정확한 잔존(남아있는) 골의 높이를 결정한다. 구강 내로 구내 영상진단용 필름을 위치시켜 방사선 촬영을 한다.

구내 영상진단에서는 다음과 같은 내용들을 판독한다.

- Dental caries(치아우식증), Periodontal state(잇몸 건강 상태)를 판독하고 치조골 흡수가 관찰되는지(골은 방사선 사진 상 흰색이고 골이 흡수되면 골이 있어야 할 부위가 까맣게 보인다), 관찰되면 상 · 하악 전 악궁에서 관찰되는지 국소적으로 관찰되는지 등을 확인한다.
- Retained root(잔존치근)의 판독, Impacted tooth(매복된 치아, 주로 사랑니, 즉 제 3대구치의 경우에는 만 20세 정도를 맹출 나이의 기준으로 한다)의 매복되어 있는 양상, 염증 여부, 하악의 경우에는 주위의 신경관과의 관계를 판독해야 한다.
- Implant의 판독－임플란트를 하는 경우에는 대개 치조골의 높이가 낮아진다. 그러므로 임플란트는 인접 자연치에 비하여 더 깊게 심어지도록 시술된다는 것을 고려한다.
- 치아의 마모 정도－치아의 교합면이 심하게 마모되어 치아의 가장 바깥 구조인 법랑질이 부분적으로나 전체적으로 손상되었는지 여부를 관찰한다.
- 보철물의 가장자리가 치아의 삭제면과 일치하지 않는 경우가 있는지 판독한다. 보통은 보철물이 잘 맞지 않는 부위에 충치(caries)가 생기게 된다.

(1) 방사선 사진 판독의 순서

① Localize the abnormality－비정상적 구조를 찾는다.

② Assess the border and shape－비정상적 구조의 경계(주변에 어떤 영향 미치는지)와 형태를 평가한다.

③ Analyze the internal structure－내부 구조는 어떤지 분석한다.

④ Analyze the effects of the lesion on surrounding effects－주위 해부학적 구조물에 대한 병소의 영향을 분석한다.

⑤ Formulate a radiographic interpretation – 진단정보를 합성한다.

위의 단계를 거쳐 방사선 사진의 종합 진단을 내리게 된다.

3) 구외 영상진단(extraoral radiograph)

• 파노라마(panorama)

골의 밀도, 악골에 발생한 각종 병소, 비정상적 구조, 어린이의 개괄적인 악골 및 치열의 발육 상황 등을 한눈에 볼 수 있다. 개원치과에서도 많이 보급되어가는 추세이며 진단 및 치료에 있어 중요한 기기이다. 일반적으로 실제보다 상이 확대되고 구내 방사선 사진보다 해상도가 떨어지는 단점이 있다.

• 자기공명영상(MRI)

X선과 관계없이 촬영하고자 하는 대상에 자기장을 걸어서 우리 몸 중 수소이온을 탐지하게 된다. 우리 몸 속 물의 수소이온 때문에 수분이 많은 조직에서 상이 하얗게 나온다(뼈는 상대적으로 수분 함유량이 적어 X선과는 반대로 까맣게 나온다).

• 컴퓨터 단층 촬영(Computed tomography)

1972년 의학 분야에 먼저 소개되었으며 단층 촬영된 상의 재설정을 통하여 3차원적인 상을 구성할 수 있다(길이를 면적화, 면적을 공간화). 변형률 1.8% 정도로 정확한 정보와 계측이 가능하다. 임플란트 시술 시에는 dental CT 촬영이 필요한 경우가 많다. 방사선 사진을 통해 골의 양과 질에 대한 정보를 얻으며, 이를 기준으로 임플란트의 식립 위치, 방향, 폭과 길이를 설계하게 된다.

• 수완부 방사선 사진(손가락을 펴고 손등 부분을 찍는 방사선 사진)

성장기 아이의 경우 특정 구조가 일정 연령까지는 보이지 않으므로 치아 맹출 소견과 함께 연령감정에 이용하고 있다.

그 외 TMJ(턱관절) 방사선 사진, Water' s view, Skull PA, Cephalometric radiograph 등이 있다.

방사선과에서는 원내생(student doctor)이 직접 혹은 방사선 기사님의 도움을 받아 방사선 영상을 촬영하고 분석하여 외래기록지(chart) 초안을 작성하고 레지던트 선생님, 교수님의 확인을 받아 진단을 내리는 시스템이다. 방사선 사진 판독문 작성 방법은 치료의 우선순위(보통 C.C.−주소가 최우선이다)에 의거하여 방사선 사진 상에 나타나는 소견을 중요한 순서대로 열거하며 특이한 소견도 기술하면 된다.

치과이야기

치과 차트에 쓰이는 약자들

보통 치아 번호 앞에는 '#' 을 붙인다.

예: impacted tooth #18, 28, 38, 48 (매복된 4개의 사랑니)

그 외에도 대표적인 약자를 소개하면,

- WNL: within normal limit의 줄임으로써 정상 범주에 해당한다는 뜻이다.
- Mn.: Mandible(하악-아래턱뼈)란 뜻이다.
- Ext.: Extraction : 발치 또는 발거했다는 뜻이다.

| 미래는 자신이 가진 꿈의 아름다움을 믿는 사람들의 것이다. |

_ Eleanor Roosevelt

3. 교정학(矯正學, Orthodontics)

| 개인의 삶의 질은 자신이 선택한 분야에서 탁월해지려고 하는 노력에 비례한다. |
_ 빈스 롬바르디

- 바로잡을 교 矯, 바를 정 正
- Ortho(바르게 만든다) – "Don' t(치아)" – ics(학문)

학문의 이름에서도 짐작할 수 있지만, 교정학이란 치아를 움직여 부정교합을 개선하고 정상교합으로(Make straight) 만드는 것을 연구하고 임상적으로 적용하는 학문이다. 정상교합을 아주 간단히 설명하면 상악의 모든 치아가 하악의 모든 치아를 살짝 덮으면서 양쪽 균일하게 물리는 것이다. 정상교합이 되면 효율적 저작기능, 안정된 치열궁, 건강한 구강주위조직, 조화된 안모 등의 효과를 기대할 수 있다.

교정 치료는 치아만 움직이는 것이 아니다. 성장을 이용하여 교정 치료를 하게 되면 치아교정뿐 아니라 bone의 remodeling을 유발하여 비정상적 안모로 성장할 아이들을 정상 안모와 교합으로 치료할 수 있다. 넝쿨이 나무를 누르면 큰 나무도 못 자라고 패이듯이 뼈의 성장도 교정 치료를 통해 조절할 수 있다. 성장이 끝난 성인의 경우에는 구강외과나 성형외과와 협진하여 악교정수술을 시행한다.

교정학의 역사는 그리 길지 않지만 치과학 분야에서 전문의 제도가 거의 처음으로 도입되었을 정도로 특수성을 인정받고 있는 학문이다(외국 기준). 치의학이 매우 보수적인 학문 같지만 교정학 논문 중에는 역대 패션 잡지에서 미인의 활짝 웃은 사진을 비교하여 새로운 치료를 제안하는 논문도 있을 정도로 개인의 노력에 따라 연구주제가 무궁무진한 학문이라 할 수 있다.

1) 교정 치료의 특수성

자신의 치아나 치열이 불만족스러울수록 소중함을 모르고 관리를 소홀히 하는 경향이 있다. 하지만 외모에 관심이 많은 사람은 비교적 치열이 고르고 구강관리 상태가 좋음에도 불구하고 치아 하나가 약간 틀어진 것 등을 교정 치료를 통해 바로잡고 싶어 한다. 이처럼 교정 치료는 참 독특하다. 다른 치료는 환자 본인의 의사보다는 치과의사에 의해 치료가 주도되지만 교정 치료는 철저히 환자의 의지에 의해 주도된다.

환자가 치과에 내원하는 이유가 'Chief Complaint'의 시대에서 'Chief Concern'의 시대로 변하고 있다. 치과의 여러 분야 중에서 교정과는 그야 말로 환자가 병원에 오게 된 이유인 주소(C.C.: Chief Complaint)가 주요한 관심사(Chief Concern)인 경우가 많다. 하지만 치과의사는 환자에게 치료는 이상이 아니고 현실이며, 치료의 한계에 대해 이야기 해주고 적절한 치료계획을 선택할 수 있게끔 도와주어야 하는 의무가 있다.

2) 교정은 단순히 미적인 치료가 아닌 보존적 치료

교정 치료를 받게 되면 심미적인 부분은 물론, 치주 건강과 교합 관계가 좋아진다. 또한 칫솔질 효과도 커짐에 따라 자기 치아 관리 욕구도 더 커지므로 치아 건강을 지키는데 도움이 된다. 교수님들의 말씀에 의하면 교정 치료의 결과는 마치 봄에 씨를 뿌려 가을에 풍성한 수확을 얻는 느낌이라고 한다. 만족스러운 치료 결과는 환자에게도 의사에게도 큰 보람을 주는 것이다. 교정학을 본격적으로 배우고 슬라이드 등을 통해 환자의 치료 전후 증례를 보면 그 드라마틱한 효과 때문에 자신의 치열에 나름대로 만족하고 있던 사람들도 교정 치료를 받고 싶어질 정도이다. 실제로 나를 포함한 많은 치대생과 치전원생들은 현재 교정 치료를 받고 있는 중이다.

3) 교정 치료의 원리

교정 치료는 많은 과학적 원리들을 기반으로 하고 있다. 우리의 치아는 수직으로 누르는 힘에는 강하나 수평적인 힘에는 약하다. 이것이 교정 치료의 가장 쉬운 원리이다. 치아의 구조 중 치아를 싸고 있는 치주인대에는 0.2~0.5mm의 공간이 있어 힘이 가해지면 치아 사이를 벌릴 수도 있고, 교정 장치로 힘을 주어서 치아를 움직이게 할 수 있다. 교정력은 고등학교 때 배운 '벡터의 합성' 과도 같아서 불필요한 힘은 상쇄시키고 우리가 원하는 방향만 남게 힘을 합성하여 치아를 이동시킨다.

'내가 벽을 밀면 벽도 나를 똑같은 힘으로 민다.' 는 작용반작용의 법칙은 교정 치료에서도 그대로 적용된다. 실제로 전치부만 뒤로 이동시키고 싶어서 전치부를 뒤로 미는 힘을 가해주면 반작용으로 구치부가 앞으로 이동하게 된다. 또한 위 송곳니가 정상보다 올라가 있는 경우 아래로 힘을 가해주면 반작용으로 양측 치아는 올라가게 될 것이다. 교정 치료에서는 이처럼 원하지 않는 치아 이동을 최소화하고 원하는 치아 이동을 극대화하는 방법이 개발되었다.

다음은 교정 치료에서 흔히 이용되는 방법들이다.

- 교정 치료 시 교정용 wire(철사)의 돌아가는 힘을 이용해서 치아 사이의 공간을 채워주기도 하고 부족한 공간은 치아와 치아 사이에 스프링을 압축시켜서 끼워놓으면 시간이 지남에 따라 공간이 생기게 할 수 있다.
- 형상기억합금인 NiTi 와이어는 상온에서는 힘이 가해지지 않다가 온도가 올라가면(구강 내에 장착되면) 힘이 가해진다. 이러한 성질은 mild한 힘이 지속적으로 가해지는 것을 가능하게 하여 치열 교정이 가능하게 한다(heavy force는 치아를 도약적으로 이동하

게 하므로 교정 치료에 바람직하지 않다. 교정 치료를 위해서는 light force를 점진적으로 주는 게 좋다).

- 다이빙 보드의 길이가 2배가 되면 탄성이 커지듯이, 강도는 유지하면서 탄성이 큰 와이어가 필요한 경우에는 wire를 중간에 고리 모양으로 한번 꼬아주거나 우회하여 조작하는 방법으로 wire의 물성을 보완해 주어 교정 치료에 이용한다.

4) 교정학 실습

모든 치과 치료가 그렇겠지만 교정 치료는 특히 진단이 중요하다. 교정 치료의 진단을 위해 처음에는 'Cephalometric tracing' 이라고 하는 측면에서 얼굴을 찍은 방사선 사진을 이용한 실습을 하게 된다. 1학년 때 배운 두경부(head & neck) 해부학을 고려하여 여러 가지 landmark[2)]에 대해 계측하고 연결하고 정상수치와 비교하면서 성장 방향과 양상, 치아구조, 주위 연조직을 분석하여 치료 목표와 순서를 결정하는 도구로 사용하게 된다.

이후에는 치열상태를 모형으로 제작하고 치아의 형태 이상, 결손된 치아, 공간이 부족하여 틀어진 치아, 얕게 혹은 깊게 물리는지 양쪽이 같이 물리는지 등을 진단하여 모두 차트에 기록하는 방법, 방사선 사진 해석법, 교정 치료에 쓰이는 기구 등을 배운다.

교정 치료를 시작할 때 많은 경우 공간이 부족하기 때문에 제1소구치(작은 어금니, #14, 24, 34, 44)를 발치하여 치아를 펼 수 있는 공간을 확보하게 된다. 소구치를 발치하는 이유는 교합에 크게 기여하지 않으

2)

우리 얼굴의 landmark?: 치아와 골격의 위치관계의 기준이 되는 point. 우리가 어떤 지역에서 중심, 기준이 되는 건물을 landmark라고 표현하듯이 우리의 얼굴과 치아에서도 해부학적, 교정학적으로 중요한 landmark가 있다.

며 crowding(치아끼리 겹쳐있는 것) 부위에 가깝고 crowding을 해결하기에 크기가 적당하기 때문이다. 이런 소구치 발치 분석 여부를 결정할 때는 교정과에서 사용하는 발치 분석 공식이 있다. 실습 시험 문제 중에는 어떤 환자의 경우 발치할 것인지 안 할 것인지 공식을 적용해 푸는 문제가 나오기도 한다.

점점 학년이 올라가면서 실제 환자를 대상으로 한 교정 치료를 위한 진단, 여러 가지 교정 장치의 제작, 환자에 직접 교정 장치를 장착해 보는 실습 등을 거치게 된다. 이러한 실습들은 처음부터 쉽게 되는 것이 아니어서 많은 연습이 필요하지만 교육과정을 충실히 따르면 익숙해지게 된다.

교정 치료만 전문으로 하는 치과의사가 많지만 교정 치료는 일반적인 치과 치료를 위해서도 필요한 경우가 많다. 예를 들어 치아가 상실되고 이 자리에 보철 치료를 하지 않으면 인접 치아가 상실된 빈 공간으로 쓰러지게 된다. 이런 경우 치아가 상실된 자리에 임플란트 등의 치료를 하기 위해서는 쓰러진 치아를 다시 제 위치시키는 교정 치료(교정용어로는 'Molar uprigting' 이라고 한다)가 필요하다. 그러므로 교정학 실습시간에는 일반 치과의사가 할 수 있는 범위 내에서 교정을 위한 진단 치료 계획을 세우고 치료를 시행하는 실습을 하게 된다.

치과이야기

교정 치료, 황금비율을 찾아라!

상악 4전치의 길이(#11, 12, 21, 22 치아 길이의 합)와 하악 4전치 길이(#31, 32, 41, 42 치아 길이의 합)가 4 : 3 정도 되는 것이 심미적으로 보인다.

| 올바른 것을 찾기 전에 한참을 기다려야 할지라도, 설사 몇 번의 시도를 해야 할지라도, 용기만은 잃지 마라. 실망을 맞아들일 준비는 하되 원하는 것을 포기하지 마라. |

_ Albert Schweitzer

4. 치과마취학

| 희망은 잠자고 있지 않는 인간의 꿈이다.
인간의 꿈이 있는 한, 이 세상은 도전해 볼만하다.
어떠한 일이 있더라도 꿈을 잃지 말자, 꿈을 꾸자.
꿈은 희망을 버리지 않는 사람에겐 선물로 주어진다. |

_ 아리스토텔레스

옛날 인디언이 사용하던 화살촉에는 현재의 근육이완제 효과를 내는 물질이 묻어있었다고 한다. 근육이 이완되면 의식이 있어서 움직이고 싶어도 근육이 수축되지 않고 이완되어 있기 때문에 움직일 수 없다. 이러한 방법을 이용했던 인디언들은 아무것도 묻히지 않은 화살촉을 사용하는 것에 비해 훨씬 사냥이 수월했을 것이다.

전신마취의 정의는 의식, 통증이 없어야 하고 근육이완이 되어 불필요한 반사작용이 없는 상태이다. 실제로 병원에서 시행되는 전신마취의 경우도 의식이 없게 하는 마취제, 근육이완제, 수면제 투여 등의 3단계로 이루어진다. 의학사에서는 마취의학의 발달로 인해 외과수술이 가능해지고 그 결과 인간의 평균수명이 크게 늘어났다는 것은 잘 알려진 사실이다.

전신마취는 개체에 미치는 영향이 크고 사용되는 약물도 많기 때문에 전신마취 방법과 전신마취제의 원리와 작용을 이해해야 한다. 전신마취 시 환자의 호흡계, 심혈관계, 위장계, 비뇨기계, 내분비계의 변화를 파악하여 수술 후 환자 관리를 할 수 있어야 하며 마취통증의학과 의사와의 의사소통에도 문제가 없어야 한다.

의학 분야에서는 '마취통증의학과' 라고 하여 전문의가 존재하는 전문과가 있지만 치의학 분야에서는 학교마다 다르긴 하지만 대부분 '마취과학교실'은 따로 존재하지 않는다. 보통의 경우 마취학 관련한 수업은 의대의 마취과 교수님께서, 실습은 치과와 관련한 수술을 담당하는 구강악안면외과에서 맡게 된다.

마취와 관련한 한 번의 사고는 돌이킬 수 없는 결과를 초래한다. 따라서 마취학 관련 수업시간에는 자연스럽게 의사의 윤리와 관련한 주제로 이어지는 경우가 많다. 의료윤리의 기본원칙에는 자율성 존중 원칙, 악행금지 원칙, 선행 원칙, 정의 원칙이 있다. 의학과 관련한 모든 학과에서는 이를 임상에서 실천할 수 있도록 교육하게 된다. 의사는 환자에게 최선을 다하기 위해 많은 노력을 해서 실력을 갖추어야 하고, 확인 또 확인할 수 있는 꼼꼼한 성격인 것이 좋다. 또한 의사의 노력만으로 모든 사고를 막기 어렵기 때문에 병원에는 마취에 이용되는 산소나 아산화질소 등의 가스는 가스통의 색을 미리 정해놓는 등 사고를 방지하는 시스템이 갖추어져 있다.

실제로 치료나 수술에 대한 스트레스가 심한 환자는 마취효과도 적으며 치료되는 속도도 더디기 때문에 의사와 환자의 신뢰감 형성이 중요하다. 환자는 치료에 대해 불안해하고 두려워하기 때문에 치료의 각 과정을 모두 안정감 있는 말소리로 설명해주면 환자의 불안감을 어느 정도 해소해 줄 수 있다. 예를 들어, 물이 나갑니다, 충치를 제거하고 있습니다, 이를 잘라내고 있습니다, 피가 조금 나고 있습니다, 아플 수도 있습니다, 아프면 바로 신호하세요, 등의 말로 설명해주면 사고는 물론 치료의 예후도 좋아진다고 한다.

1) 마취의 원리

마취의 원리를 쉽게 설명하면 우리 몸의 여러 단계의 신경 전달 과정을 막거나 방해하는 것이다. 신경 전달 과정은 고등학교 생물에서도 기본적인 설명은 되어 있고 DEET 준비를 하면서도 공부하게 된다. 구체적으로 아세틸콜린(전기적 충격을 전달시키는 매개체)의 전달을 방해하거나 신경 전달을 하는 나트륨이온의 투과성을 감소시키는 등의 방법으로 신경의 전달을 막는 것이다.

2) 치과 영역에서의 마취과학

구강악안면외과에서는 수술을 위해 전신마취를 많이 시행하지만 나머지 과에서는 주로 한정된 부분을 치료하기 때문에 국소(부분)마취를 시행하게 된다. 치과 치료는 대부분 통증을 유발하게 마련인데, 마취를 통해 이러한 통증을 조절 못하면 환자가 힘들어하기 때문에 적절한 치과 치료를 시행할 수 없게 된다. 실제로 통증 조절은 환자가 의사의 신뢰도를 결정짓는 중요한 요소이다. 이러한 통증 조절을 위한 국소마취제의 주사법에 관해 해부학, 생리학, 약리학적 지식을 쌓으면서 실제로 동기들끼리 서로 실습해보면서 배우게 된다.

상악은 해면골(spongy bone)이라 마취가 잘 되어 침윤마취(마취라고 해서 신경을 찌르는 것이 아니고 치아 가까이의 신경 주위에 마취액을 뿌려주어서 확산되게 하는 것이다)만으로도 거의 모든 시술이 가능하다. 하지만 하악은 치밀골(compact bone)이기 때문에 전달마취(굵은 신경에 주사침을 삽입하여 직접 마취)가 필요하고 해부학적 구조도 잘 알아야 한다. 국소마취에서도 합병증이 존재하는 것을 항상 염두에 두고, 주사액의 주입 속도도 되도록 천천히 하는 것이 좋다. 치과에서 마취를 경험해 본 독자는 잘 알고 있겠지만 마취를 한 부분은 안 한 부분과 감각이 다르고 약간 뻐근한 느낌이 들게 된다.

3) 염증이 있을 경우 마취가 잘 안되는 이유

대학 이공계에서 배우는 교양화학이나 DEET를 대비해 공부하다 보면 '헨더슨 하셀바흐 공식(pKa=pH+log[nonionized]/[ionized])'을 배우게 된다. 약물의 pKa는 고정되어 있고(치과에서 가장 많이 사용되는 국소마취제인 리도카인의 pKa는 7.9이다) 이 약물은 신경세포 안으로 들어가야 마취효과를 낼 수 있다. 하지만 염증조직은 산성화 되어있기 때문에 산도가 감소하여(pH가 낮아지게 되어) 상대적으로 세포막을 뚫고 확산되어 들어가 효과를 나타내는 ionized form의 농도가 감소하며 마취 효과가 떨어지는 것이다. 따라서 염증이 심한 조직에 마취를 할 때는 마취액의 증량을 고려해야 한다.

| 경험을 통해 내가 직접 깨달은 바는 누구나 꿈을 이루기 위해 자신 있게 밀고 나가고, 원하는 삶을 살기 위해 열심히 노력하면 언젠가는 뜻밖의 성공을 거두게 된다는 것이다. |

_Henry David Thoreau

5. 구강악안면외과

| Unceasing effort is the price of success. |

_ 어니스트 헤밍웨이

구강악안면외과(이하 구강외과)는 인간의 구강과 악골 및 그에 부수되는 조직이나 기관의 질병, 손상, 결손에 대한 진단과 치료를 행하는 치의학의 한 분야이다. 구강외과에서 다루는 부위는 눈 아래에서부터 턱 끝까지로 노출되어 있는 부위이고 생명유지 기능을 수행하기 때문에 매우 중요하다. 실제로 교통사고나 낙상의 경우 대부분 이 부위를 다치게 되므로 기능적 회복은 물론 심미적 복원도 중요시 된다. 또한 구강외과에서는 악교정 수술, 구강악안면 부위의 골절, 악안면 기형, 임플란트 시술, 구강 종양, 구순구개열 환자 등의 수술을 담당하게 된다.

구강외과 시술은 주로 수술로 이루어져 있기 때문에 환자의 상태가 수술로 인한 외상과 전신적인 변화를 감수할 수 있는지를 여러 가지 검사 방법으로 평가해 보아야 한다. 이러한 시술을 위해서는 동통 억제를 위한 마취 방법과 진정 방법이 필요하다. 또한 전신질환 환자들의 경우에는 관련 의학과의 협진(consult)도 많이 이루어진다.

수업시간에는 공간의 제한이 있기 때문에 외과 환자의 많은 슬라이드 사진을 보면서 공부하게 된다. 이 사진들을 보면서 과연 내가 저 환자들을 치료할 수 있는 치과의사가 될 수 있을까라는 생각에서부터 치과의사로서 할 수 있는 것이 생각보다 많다는 것에 빨리 치과의사가 되고 싶다는 열정을 자극하기도 한다. 구강외과에서는 환자의 검사법, 의무기록지 작성법, 외과에서 필요한 해부학적 지식, 전신질환의 평가와 그 처치, 마취, 소독 및 멸균법, 기본 수술법, 수술기구, 응급상황, 약물의 비경구 투여법(근육주사, 정맥주사) 등 많은 내용을 배우고 실습하고 외래나 수술장에서 관찰하게 된다.

다음은 구강외과에서 많이 시행하는 시술들이다.

1) 응급 환자의 ABC?, 그리고 심폐소생술

환자의 치과 진료 도중 일어날 지도 모르는 여러 가지 응급 상황과 그 대처법에 대해 배우고 진료실 밖에서 일어나는 응급 환자나 여러 가지 구강악안면부 손상에 대해서도 배운다.

• A(Airway, 기도 확보)

환자의 의식소실은 대부분 기도 폐쇄로 이어진다. 의식이 없어지면 근육이 이완되어 혀가 기도를 막게 되는 경우가 많다. 따라서 응급 환자의 경우 제일 먼저 관찰하는 것이 호흡의 여부이고 입을 벌리고 턱을 잡아 당겨서 기도를 확보해 준다. 드라마에서 자주 등장하는 목 부위를 절개하는 응급시술 역시 기도의 확보와 유지를 위한 것이다.

• B(Bleeding, 지혈)

지혈이 안 되어 혈액 중 1,500cc 정도만 출혈되어도 혈압이 잡히지 않아 생명이 위험해진다. 제일 우선되는 처치는 '압박(pressure)' 이다.

• C(Circulation, 순환)

위의 호흡과 지혈이 제대로 이루어진 경우 체액의 순환이 잘 되고 있는지 확인해야 한다. 보통 수액공급이 필요하다.

이 외에도 경추의 보호와 신경과적 검사 등이 필요하다.

심폐소생술(cardiopulmonary resuscitation)은 '마네킹' 을 이용하여 실습하는데 보통 주먹보다 조금 큰 심장은 심장을 보호하는 견갑골이라는 비교적 두껍고 단단한 뼈 안쪽에 위치한다. 뼈 안쪽에 위치한 심장을 주물러서 깨우는 일은 쉬운 일이 아니어서 체중을 이용해서 눌러줘야 한다.

2) 악골절, 악교정 수술

사고 등으로 얼굴뼈가 부러진 경우 구강외과에서 치료를 담당하게 된다. 얼굴뼈가 골절되면 치아가 맞물리는 교합이 틀어지는 경우가 많기 때문에 교합에 대해 잘 이해하고 있는 구강외과에서 수술을 진행하는 것이다. 위턱과 아래턱의 균형이 잘 맞지 않아 악교정 수술이 필요한 경우도 같은 이유로 구강외과에서 시행한다. 수술 시에 수술부위로의 접근은 얼굴이 매우 심미적인 부분이므로 목에 있는 주름선을 이용하게 된다.

우리가 흔히 팔이나 다리뼈가 부러지면 근육-골격이 운동할 때 이탈시키려는 힘에 저항하고 골절되기 전의 제자리로 위치시켜주어 안정화하는 '정복' 을 시행한다. 이후에는 'cast(우리가 흔히 "기브스" 라고 한다)' 를 통해 고정하듯이 얼굴뼈 골절인 경우도 임플란트에 사용되는 티타늄으로 된 'plate' 를 이용하여 고정한다. 얼굴뼈 고정을 위해서는 위아래 치아를 묶어주는 과정도 필요하다. 이를 'Arch bar' 라고 하는데 이것을 시행하게 되면 환자들이 음식을 씹어 먹지 못하기 때문에 많은 고생을 하게 된다.

3) 감염, 연조직 손상 등

감염이란 숙주와 환경(병원균)간에 불균형으로 발생되는 장애로서 감염의 치료는 병원균들의 환경을 파괴하고 숙주의 방어기전을 높여서 이들 사이에 균형을 회복시키는 것이다. 구강 내 수많은 병균들의 증식에 의한 치성감염의 위험이 있지만 구강 주위는 수많은 림프조직과 풍부한 혈행에 의한 체액면역요소와 세포면역요소의 공급으로 그

면역성(oral immunity)이 유지되기 때문에 구강을 면역학적으로 축복받은 부위(immune-blessed area)라고도 한다.

구강이 이처럼 유리한 점이 있지만, 구강 내에서 감염이 발생하면 급속히 진행하는 경우가 많기 때문에 이의 양상과 치료 원칙 등을 치과의사는 잘 알고 있어야 한다. 구강외과에서는 감염에 의한 연조직 손상 치료를 위해 Incision & Drainage(절개 및 배농), Dressing, 항생제 처방 등을 시행한다. 이 외에도 좌상, 찰과상, 외상성 문신, 열상, 관통창, 악골골수염 등의 치료를 담당하고 확실한 진단을 위해 조직을 채취하여 병리과에 조직검사를 의뢰하기도 한다.

4) 발치(拔齒: 치아를 뽑는 것)

외과는 '맹장수술에서 시작해서 맹장수술로 끝난다' 라는 말이 있듯이, 구강외과에서는 '발치에서 시작해 발치로 끝난다' 라는 말이 있다. 발치는 구강외과에서 많이 시술하기도 하고 환자의 전신질환 유무, 환자의 상태 등을 살펴야 하는 '소수술(小手術)' 에 해당하므로 매우 중요한 시술이다.

발치는 고등학교 물리에서 배웠던 벡터 합성의 미학이다. 방사선 사진을 분석하여 치아가 나와 있는 방향을 보고 어떤 방향으로 뺄 것인지 결정한다. 발치의 과정은 치아를 잡고 있는 치주인대와 치아가 빠지는 방향과 다른 악골의 구조를 치아가 빠지기 쉽게 조정해 주는 과정이다. 치아를 막고 있는 악골을 조금 조정해주고, 발치기구(발치기구의 작동원리－치아의 맹출 방향을 벡터적으로 고려하여 방향을 잡고 힘을 가해주게 되면 지렛대의 힘, 반작용에 의한 쐐기 원리, 도르래 원리를 이용하게 된다)로 치아의 뿌리를 잡고 끝 방향으로 돌리면 가해주는 힘의 방향이 뽑히는 방향으로 합성되어 치아를 잡고 있는 치주인대가 끊어지면서 치아가 뽑히게 된다(정말 발치하기 어려운 경우는 치아를 조각내서 시행하기도 한다).

발치 과정은 어느 정도 힘이 들어가므로 인접한 치아는 손상되지 않게 하고, 하악의 경우는 악관절에 손상이 가지 않게 다른 손으로 하악을 잡고 시행해야 한다. 또한 발치 과정 중 치아의 뿌리 부분인 치근이 파절된 경우, 파절된 치근을 제거하기 위해 무리한 시술을 시행하는 경우 상악은 상악동(maxillary sinus) 내로 파절된 치근이 함입될 우려가 있고, 하악의 경우는 '하치조신경(inferior alveolar nerve)'을 손상시켜 하순(아래 입술)과 턱부위의 이상감각이나 무감각을 초래할 수 있으므로 주의해야 한다.

(1) 사랑니 뺄 것인가, 그냥 둘 것인가?

사랑니(wisdom teeth, 제3대구치, #18, 28, 38, 48)는 구강 내에 존재해도 치아로서 기능을 거의 하지 못하는 경우가 대부분이고, 신경 써서 잇솔질을 해도 잘 되지 않아 몸의 면역체계가 떨어지면 염증반응을 일으키는 경우가 많으므로 발치를 한다기보다 하는 것이 좋다.

매복된 사랑니의 경우 맹출된 다른 치아와의 관계, 매복의 깊이 수준, 매복된 상부의 골이 많이 덮어질수록, 매복치의 각도가 제2대구치 장축에서 멀어질수록 발치는 어려워진다. 사랑니는 나중에 다른 치아(제1, 2대구치)가 안 좋을 경우 빼서 대신 이식할 수 있긴 하지만, 다른 치아를 잘 관리한다면 이런 경우를 대비하여 사랑니를 빼지 않을 이유는 없을 것이다.

5) 수술실 실습

외과 수술의 진보는 멸균, 소독에 의한 무균법과 마취의 발달에 힘입은 바가 크다. 구강외과 수술실에 참관(observation)하러 들어가게 되면 감염 방지를 위해 모두 수술 가운을 입어야 한다. 영화나 드라마를 보아 알겠지만 속옷을 제외하고 초록색 웃옷과 바지로 갈아입는다.

수술용 캡과 마스크를 쓰고 양말을 벗고 맨발로 슬리퍼를 신는다. 마지막으로 수술실로 들어가는 입구에 에어샤워(air shower)가 있는데, 이는 먼지나 미세한 세균까지 가능하면 털어내고 들어가기 위해서이다. 수술을 집도하는 선생님들의 경우에는 손 소독과 수술용 글러브를 끼는 것까지 그야말로 철저하게 감염방지를 위한 준비를 한다.

여러 가지 수술법과 복잡한 해부학적 구조물은 아무리 외우려고 해도 항상 헷갈리지만 기초 과목인 해부학과 연관 지어서 생각하면 해볼만 한 것이 된다. 1학년 해부학 강의에서 배우는 신경의 주행 경로를 알아야 하는 등 어려운 점이 많지만 그 날 수술실에서 몰랐거나 잊어버린 부분은 메모를 해 다시 한 번 공부하면 점점 깊이가 생기게 된다. 구강외과 수술실 실습 과정을 통해 '내가 정말 의사가 되어가는구나'라고 조금씩 실감하게 한다.

모든 치과 시술이 그러하지만 구강외과 영역에서는 환자와 심리적인 관계를 잘 형성해야 한다. 수술을 앞두고 환자가 불안해하는 경우가 많고, 환자가 의사를 전폭적으로 신뢰할 경우 치료 결과도 긍정적인 방향으로 나아가기 때문이다.

6) 구강외과 실습

구강외과 실습시간에는 환자의 진단과 치료를 위해 필수적인 채혈법과 비경구투여(정맥주사, 동맥주사, 근육주사) 등의 실습을 하게 된다. 처음에는 동기들끼리 실습하게 되는데 산소포화도에서 차이가 나는 정맥혈과 동맥혈의 채취 방법은 다르다. 정맥은 피부 가까이에 있어서 주사침과 피부면의 각도를 10~15도 정도로 주고 동맥은 심부에 있기 때문에 60~90도의 각도로 채취한다. 이러한 시술은 많이 경험해볼수록 익숙해지고 잘하게 되므로 적극적으로 실습에 임하는 것이 좋다. 이 외에도 치과 시술에 필요한 여러 가지 마취도 시행해본다.

봉합(suture)은 절개되어 이개된 조직을 접근시켜 동통을 예방하고 출혈을 억제하며, 세균 감염을 방지하여 줌으로써 창상 치유를 촉진시켜 주고 반흔 형성 등을 억제하여 심미적인 충족을 주는데 목적이 있다. 구강외과 실습시간에는 또한 여러 가지 봉합 방법 연습을 돼지껍질을 구해서 그 위에 절개(incision)하고 시행하게 된다. 여러 가지 상황에 따라 봉합 방법이 달라지기 때문에 치과 치료에 필수적인 봉합 방법에 익숙해 질 때까지 많은 연습이 필요하다.

7) 구강외과에서 사용하는 기구

구강외과에서는 시행하는 시술 목적에 맞는 수없이 많은 기구들이 있다. 이러한 기구들은 수많은 시행착오를 거쳐서 치의학 분야의 선학(先學)들이 일궈놓은 것이다. 기구의 쓰임새에 맞는 디자인과 그 편이성을 경험해 보면 감탄하게 되는 경우가 많다. 치과의사는 흔히 '맥가이버' 가 되어야 한다고 한다. 내게 진료 받는 환자에게 최선의 치료를 제공하기 위하여 나의 스타일에 맞게 기구, 도구, 재료 등을 변형시킬 수 있어야 한다는 뜻이다.

구강외과에서 사용하는 기구는 경조직(치아, 악골)과 연조직(점막, 입술 등)을 절개하거나 당기고 잡아주는 기구, 점막이나 골막을 거상시키는 도구, 개구(입을 벌리는 것)시켜주는 도구, 지혈을 위한 도구, 수없이 많은 임플란트 시술 도구, 마취도구, 멸균 및 소독 기구 등 그 종류와 수는 상상을 초월한다.

8) 구강외과에서의 시험

구강외과 시험은 대개 다양한 질병에 대한 증상이나 기본적인 치료 방법과 중요한 수치들을 외워야 하는 경우가 많다. 특히, 혈액 검사의 정상 범위는 배우는 진도와 관계없이 항상 시험의 1순위이다. 치과대학이나 치전원에서 대개의 시험이 그러하듯이 구강외과에서도 기본적이고 중요한 것들은 반복해서 배우고 시험범위가 누적된다. 이러한 '반복의 힘' 이라는 것이 놀라워서 아무리 공부에 관심 없던 사람들도 이러한 시스템에 적응해가면 국시를 볼 즈음에는 1학년 때와는 비교도 안 될 정도의 지식을 갖게 된다.

| 의심과 두려움으로 인생을 헛되이 보내지 마라. 주어진 일에 최선을 다하는 것이 앞으로 다가올 시간을 가장 훌륭하게 준비하는 것이다. |

_ 랄프 왈도 에머슨(미국의 철학자)

6. 소아치과

| 빛은 세상을 가득 채운다. 어둠은 다만 일시적인 형상에 불과하다.
세상을 비관하는 사람은 아무 것도 얻을 수 없다. |

_발타자르 그라시안

소아청소년치과(이하 소아치과)는 유치열, 혼합치열, 영구치열의 유지와 수복을 포함하여 어린이와 청소년의 치아와 구강 상태의 진단과 치료를 담당한다.

우리에게 친숙한 '광수생각 캐릭터'는 아래턱이 위턱보다 크게 표현되어 있다. 우리나라에서도 이와 같은 외모를 가진 사람들이 많기 때문에 이 캐릭터가 친숙하게 느껴지는 것이다. 하지만 자신이나 자신의 자녀가 흔히 말하는 '주걱턱' 외모를 갖는 것을 원하는 사람은 없을 것이다. 이의 예방을 위해서는 소아치과에서의 정기적 검진이 필수적이다.

만 12세 정도까지는 구강 내에서 유치와 영구치가 모두 교환되면서 변화가 많은 시기이므로 3~6개월 간격으로 소아치과에서 정기적인 검사를 받는 것이 좋다. 유치는 영구치로 대체될 때까지 기능을 해야 하므로 유치의 관리를 소홀히 해서는 안 된다. 이 시기에는 충치 발생률이 높으며 안면골이 많이 성장하는 시기이므로 주걱턱이 생기거나 반대로 위턱이 너무 튀어나오는 문제 또는 얼굴의 비대칭이 생기는 문제 등을 중점적으로 관리해야 한다.

안면골의 성장이 모두 끝날 때까지 아무런 예방적 조치를 하지 않고 있으면 성장이 끝난 후에는 성장을 이용한 교정 치료가 불가능해지고 심한 경우 수술을 요하게 되는 경우도 있다. 부정교합의 원인을 조기에 제거하면 평생 건강한 치아를 유지할 수 있음에도 방치하게 되면 큰 문제로 나타날 수 있는 것이다. 안면골의 성장은 유전적인 요인의 영향을 많이 받으므로 부모 중에 주걱턱이나 다른 골격적인 이상을 보이는 성향이 있으면 자녀들도 비슷한 형태를 보이는지 7~8세까지는 치과에서 검사를 받는 것이 필요하다.

1) 'V' 라인 얼굴을 갖고 싶다면 어릴 때부터 치과와 친해지자!

주걱턱이나 다른 골격적인 이상을 보이는 경우에 소아청소년치과에서는 부정교합을 가진 환자의 정상적 성장을 유도하는 악기능 장치(Functional jaw orthopedic appliance)를 이용한다. 이 장치는 비정상적 근육력 차단, 악골 및 치아, 치조골의 양호한 발육을 유도한다. 특히, 하악골은 성장 시에 알파벳 V가 커지는 형태로 성장하므로 'V라인' 얼굴을 가지고 싶다면 어렸을 때부터 치과를 가까이 하는 게 좋다.

2) Talk-play-love? → tell-show-do!

'어린이는 어른의 축소판이 아니다' 라는 말이 있듯이 어린이의 치과 치료는 성인과는 다른 관점으로 접근해야 한다. 유치의 형태는 영구치와 다른 점이 많으며 악골은 발육 중이며 치열도 탈락과 맹출의 계속적인 변화 과정 중임을 고려하여 예방적인 조치를 취해야 한다. 또한 어린이의 행동 양상과 조절법을 알고, 환자와 치과의사의 관계가 이원적인 관계가 아니라 보호자를 포함하는 삼각관계로 이루어진다는 점도 고려해야 한다.

어린이의 경우에는 비정상적 상태에 관하여 주관적이면서 과학적인 용어로 표현하지 못하므로 증상을 객관화하는 과정이 필요하다. 또한 구강악습관(손가락 빨기, 혀내밀기, 손톱 물어뜯기, 이갈기, 구호흡 등)은 치열발육에 좋지 않은 영향을 미칠 수 있으므로 중단시키도록 지도

해야 한다. 어린이는 성인보다 치과 치료를 두려워하므로 치료를 진행하면서 tell-show-do 방법을 사용하는 것이 좋다. 예를 들면 물이나 air를 뿌리기 전에 미리 말해주고(tell) 보여주고(show) 어린이의 두려움을 감소시킨 후에 시행하도록(do) 한다.

치대생이나 치전원생이 친지의 돌잔치 등에 초대받게 되면 예비 치과의사라는 이유만으로 아이의 치아가 잘 나고 있는지 봐달라고 하는 부탁을 받게 된다. 모른다고 하기에도 자존심상하는 일이기 때문에 어린이 연령에 따른 치아 맹출 순서를 잘 알고 있어야 한다. 유치의 경우는 하악 중절치가 생후 6개월이면 처음으로 맹출하고 만 3살이 되면 유치의 어금니가 맹출한다. 아이의 정상 맹출 여부를 알려주면서 아주 어린 아이의 경우 '우유병 우식증' 이라고 하는 수유와 관련하여 생애 초기에 상악 전치에 나타나는 우식증이 나타날 수 있으므로 우유를 물고 자게 하지 말고 우유를 먹고 난 후에는 상악 전치를 거즈 등으로 닦아주도록 부모님께 말씀 드리면 더 좋을 것이다.

3) 6-1-2-4-5-3-7

어떠한 암호 같기도 한 위 제목이 무엇을 의미하는지 추측할 수 있겠는가? 이것은 이 책 앞부분 '치아형태학' 부분에서 보았던 영구치의 치식(dental formula)을 영구치의 맹출 순서에 따라 나열한 것이다. 우리 주변에는 일명 '뻐드렁니(치의학 용어로 이를 'high canine' 이라고 한다)' 라고 하는 상악 송곳니(#13, 23)가 나야 할 공간이 좁아져 제 위치에 맹출 하지 못한 친구들이 가끔 있다. 상대적으로 유치의 견치(송곳니)는 작고, 위의 순서에 따르면 6번 치아가 가장 먼저 나고(만 6세경) 3번 치아인 송곳니는 상당히 늦게 맹출 하면서 먼 경로를 거치기 때문에 상악 견치가 맹출할 공간이 부족해져서 이러한 경우가 흔히 발생한다.

이 외에도 상악 송곳니(견치)는 우리의 안모나 교합유도에 매우 중요한 치아이다. 해부학적으로도 이를 증명이라도 하듯이 치아 뿌리가 가장 크고 길어 다른 어떤 치아보다 오래 보존된다. 상악 견치의 위치는 치궁(치아가 배열되어 있는 arch 형태를 말한다)의 형태가 바뀌는 부위에 있으므로 심미적, 기능적으로 매우 중요하다. 그래서 교정 치료 시에도 치아를 고르게 펴기 위해 공간이 부족한 경우 3번대 치아(#13, 23, 33, 43)를 빼지 않고 상대적으로 기능이 적은 4번대 치아(#14, 24, 34, 44)를 빼서 공간을 확보하게 된다.

4) 소아치과 실습

소아치과 실습 시간에는 소아 환자에게 많이 하는 술식을 연습하고 소아 환자의 예방적 교정, 치료적 교정, 소아 환자 근관치료, 실란트(sealant), 예방적 충치 치료 등을 배우게 된다. 모든 실습 과목이 그렇지만, 소아 환자에게 직접 시술하는 실습을 하기 위해서는 많은 연습을 거쳐야 한다. 처음에는 'Sealant(치면열구전색)' 라고 하는 흐름성이 큰 레진으로 치아 교합 면(씹는 면) 부위의 충치가 생기기 쉬운 부위를 sealing 해주어 충치를 예방하는 술식을 어린이에게 직접 시술하게 된다. 이를 위해서는 인공 치아에 연습하고 실제 유치를 구해서 실제와 같이 연습을 거치고 나서야 직접 환자에게 시술을 할 수 있게 된다. 어린이 환자를 직접 진료하기 전에 준비단계로 러버댐(rubber dam)[3]을 끼워야 하는데 처음에는 이 마저도 쉽지 않다. 처음 직접 환

3)

러버댐(rubber dam)이란 말 그대로 '고무로 된 댐' 이라는 뜻이다.
얇은 고무 패드에 구멍을 뚫어 시술부위만 노출시키고 나머지 부위는 시술부위로부터 격리하여 안전하게 시술하는 방법이다. 처음에는 번거로운 작업일 수 있으나 치료시간 단축, 술자와 보조자에게 더 나은 시야를 제공, 어린이의 행동 조절에 도움, 타액으로부터 시술부위 보호, 연조직의 보호기능, 보호자 교육에 도움이 되는 등의 장점이 많아서 소아치과에서는 필수적으로 사용하는 것이 좋다. 어린이에게는 역시 tell-show-do 방법으로 '치아에 우산을 씌우는 것' 이라고 설명을 해주는 게 좋다.

자를 진료하는 날은 긴장되기도 하지만 진짜 치과의사가 된 것 같아 마음이 벅차오른다.

| 자기 안에 어떤 능력이 도사리고 있는지 직접 해보기 전에는 아무도 미리 알 수 없다. |

_ 어니스트 헤밍웨이

7. 보존과

| 꿈을 밀고 나가는 힘은 이성이 아니라 희망이며, 두뇌가 아니라 심장이다. |
_ 도스토예프스키

1) 자연 치아를 사랑하자!

흔히 의학을 생명을 살리는 학문이라고 한다. 치의학 분야 중에서 보존과는 사랑니를 제외한 28개 치아를 살리는(보존, conservation) 연구와 임상적 치료를 병행하는 곳이다.

요즘 많이 시술되고 있는 임플란트는 자연 치아가 어떤 이유에서 상실 되었을 때 사용되는 치료방법 중 하나인데 아무리 임플란트가 뛰어난 치료방법이라 해도 자신의 자연 치아보다 좋을 수는 없다. 그러므로 치과의사가 되려는 사람들은 아무리 좋은 치과 치료가 있더라도 그것이 환자의 자연 치아만 못하다는 인식이 필요하다.

실제로 자신의 자연 치아를 근관치료 등을 통해 보존할 수 있으면 임플란트를 하지 않아도 되는데, 치아를 보존할 수 있고 상대적으로 어려운 시술인 근관치료의 수가가 너무 낮아 환자 치료에 어려움이 많다.

보존과에서는 치아의 임상 검사, 충치 치료, 충전 재료에 따른 와동 형성 및 충전 방법, 치근단 질환 분류, 각 질환의 정의, 원인, 증상, 치료, 근관치료, 각 재료의 특성 및 주의점, 미백 치료 등에 대해 배우고 실습하게 된다.

2) 보존과 실습

나 역시 그랬지만 독자들은 치대나 치전원에서의 실습 방법이 매우 궁금할 것이다. 치전원에서 핸드피스를 이용하여 치아를 프렙(preparation, 치과 치료를 위해 치아를 치료 목적에 맞게 치료하거나 형태를 만들어 주는 것)하는 실습은 처음부터 사람을 대상으로 실습을 할 수 없으므로 틀니 모양의 실습모형(이것을 '덴티폼(dentiform)' 이라고 부른다) 을 실습실에 있는 마네킹에 장착하고 실습을 하게 된다.

비록 마네킹을 이용하지만 실제 환자를 치료하는 마음으로 임해야 한다. 이 때 형성된 습관이 평생 간다고 교수님과 선배님들께서 항상 강조하신다. 환자를 치료하는 자세가 좋지 않으면 나중에 근골격성 질환 등으로 고생하게 된다고 한다.

우리의 치아는 윗니, 아랫니 즉 상악과 하악에 있는 치아로 이루어져 있는데 상악(위턱)에 있는 치아는 육안으로 모두 관찰 할 수 없기 때문에 미러(dental mirror)를 이용해 치료하게 된다. 미러를 이용한 동작이 익숙하지 않으므로 거울상에 적응하는 많은 연습이 필요하다.

치과의사에게 가장 중요한 시술 능력 중의 하나인 프렙은 많은 노력과 연습을 통해 완벽한 형태를 만들어 낼 수 있을 정도가 되어야 한다. 따라서 치대생이나 치전원생들에게는 치아를 구하는 것이 일상사이고 시간 여유가 생길 때마다 프렙을 연습하는 것이 좋다.

이후에는 프렙을 형성한 것에 대한 보철물을 만들어 보는 실습까지 진행하게 되는데, 이러한 과정 역시 한편의 걸작을 만들기 위해 정성스레 그려나가는 예술가의 손길처럼 성공적인 시술을 위해서는 대상에 맞게, 시술부위에 맞게, 꼼꼼하고 섬세하게 시술하는 연습을 해야 한다.

3) 아말감(amalgam), gold, 그리고 레진(resin)

아말감, gold, 레진은 치과 치료에서 가장 많이 쓰이는 수복재료이다. 이들 재료는 각기 특성이 다르기 때문에 프렙이 달라진다. 이들 재료의 프렙 목적은 치아를 적절한 형태와 기능, 심미적으로 회복시킬 수복재를 받아들일 수 있도록 치아에 기계적인 변화를 주는 것이다.

요즘 트렌드는 미(美)를 중시하므로 아말감이나 골드는 매우 좋은 치과용 수복재료임에도 불구하고 안전성 논란과 심미적이지 않다는 이유로 시술 빈도가 예전과 같지 않다.

예전 보존학의 기본 개념은 우리가 '이를 해 넣는다' 고 할 정도로 끼워 넣고 채워 넣는 개념이었다면 이제는 접착이론을 이용한 '레진' 계열의 치료가 중심이 되고 있는 것이 사실이다. 깨진 치아의 손실 부분을 메우거나 사이가 벌어진 곳을 붙이기도 하는 재료인 레진은 치아 손상 없이 모양을 쉽게 만들 수 있다는 장점이 있으나 안정성이 낮은 편이어서 쉽게 떨어질 수 있으며 경계부 착색 등의 단점이 있다.

레진은 잘 시술할 경우 심미성이 뛰어난 재료이다. 그러므로 레진 시술은 동료 치과의사가 보았을 때 레진으로 치료한 치아와 자연 치아를 구분하지 못할 정도가 되도록 시술해야 한다.

4) 치아형태학과 근관치료

근관치료학은 영어로 'Endodontics' 인데 이는 'Endo(내부, 속)+odont(치아)+ics(학문)' 으로 어원 풀이를 할 수 있겠다. 어원 풀이를 통해 예상은 했겠지만, 보존과의 중요한 학문 분야인 근관치료학은 치아 내부의 신경인 치수(pulp)와 주변 조직의 질병에 대한 진단과 치료 및 예방을 위한 학문이다.

치아의 신경인 치수(齒髓, pulp)는 단단한 법랑질과 상아질에 둘러싸여 있다. 치수는 치아의 성장이 완성되면 치아에 가해지는 해로운 자극에 반응하여 치아를 보호하는 역할을 한다. 그러나 치수가 충치 등의 세균에 의해 감염되거나 염증을 일으킨 경우에는 치수 내에 영양 공급이 되지 않아 치수 조직이 정상적으로 작용하지 못하거나 괴사하게 된다. 치수가 염증을 일으키고 있거나 감염된 상태를 방치하게 되면 심한 통증(보통 큰 통증을 동반하기 때문에 치과의사가 근관치료를 잘하면 그 환자에게는 '명의(名醫)'가 된다고 한다)이 발생하고 치근부에 종창(고름 주머니)을 만들기도 하며, 더욱 심한 경우에는 골수염이 되기도 한다. 뼈는 방사선 사진 상 하얗게 보여야 하는데 염증이 뼈까지 진행되는 골수염이 되면 뼈가 까맣게 보이게 된다.

근관치료(우리가 흔히 치과에서 '신경치료받는다'고 한다)는 이처럼 손상된 치아 내의 신경을 깨끗하게 제거해낸 후 다른 재료로 채워 넣는 술식이다. 근관치료 후에는 상대적으로 치아가 약해져서 깨질 위험이 있기 때문에 정상적으로 치아를 사용할 수 있도록 하기 위해서는 금관(crown, 우리가 흔히 금니라고 부르는 것으로 치아 전체를 둘러싼다) 같은 다른 종류의 수복을 해주어야 한다.

근관치료의 첫 단계는 막혀 있는 근관을 뚫어서 세균에 감염된 치수 조직을 제거해 주는 것이기 때문에 토목공사의 굴착공사와 유사하다. 근관치료 도중에 saline(생리식염수)을 자주 뿌려주는 것도 토목공사에서 터널을 뚫는 공사 시 물을 뿌리는 이유와 같다. 토목공사에서 물을 뿌리면 굴착이 잘되고(근관 형성이 잘되고), 먼지 등 이물질이 잘 빠져 나오기 때문이다.

치아의 형태는 기본적인 형태는 있지만 개인적인 차이가 있다. 특히 치아의 뿌리 쪽에는 변이가 많기 때문에 근관치료에 어려움을 겪게 된다. 다양한 형태를 알아야 하기 때문에 근관치료학 수업 시간에는 교과서에 있는 다양한 치아 구조를 그대로 그리는 과제가 주어지기도 한다.

기본 형태를 배우고 계속 실습을 하고 시행착오도 거치면서 실력을 키우게 된다. 근관치료 실습 도중 치아가 깨지거나 근관 형성이 잘못된 경우 치아를 다시 구해서 처음부터 다시 시작해야 하지만 이 과정도 즐겨야 한다. 나중에 실제 임상에서도 근관치료에 실패하는 경우가 생길 수 있는 데 이 과정을 미리 경험해 보는 것이기 때문이다. 치과의사는 근관치료를 위해서 각 치아의 평균 길이는 물론, 치아의 해부학적 구조와 치아의 신경 위치를 정확히 이해하고 있어야 한다.

근관치료의 이러한 특성 때문에 위턱의 제2대구치(#17, 27)의 경우 접근이 어려워서 치료가 매우 어렵다고 한다. 교수님들 말씀에 의하면 근관치료 전문의는 경력을 쌓아갈수록 성격이 세밀하고 깐깐해지고, 외과 전문의는 대범해진다고 한다(물론 농담 반, 진담 반일 것이다).

5) 치과 치료의 '달인(達人)' 이 되자!

TV 프로그램을 보면 '생활의 달인' 이라는 프로그램이 있는데 여기서는 상자 접기의 달인, 명함 뿌리기의 달인, 타이어 옮기기의 달인 등 각자 직업에서 험난한 과정을 거쳐 달인이 된 사람들이 등장한다. 저학년 때의 이론에 이어 본격적 실습에 들어가면 처음엔 많은 실수를 하기 마련이지만 계속 노력하여 치과 치료의 달인이 되도록 노력해야 한다.

치과 치료의 달인이 되기 위해서는 이론만 가지고는 안 되고 연구와 끊임없는 연습과 노력이 수반돼야 할 것이다. 이미 달인이 되신 선배 치과의사 선생님들께서는 자신에 맞는 기구를 직접 제작해서 사용하기도 한다(자신이 진료하면서 진료에 편한 기구를 개발할 수 있으면

특허나 실용신안 출원 및 등록을 통해 더 큰 부가가치를 창출할 수 있다). 실습 때마다 자신의 부족함을 항상 느끼지만 그래도 포기하지 말고 항상 노력하는 자세를 가져야 한다.

6) 미백

아름다운 미소를 갖기 위해서는 여러 가지 조건이 만족되어야 하겠지만 '하얗게 빛나는 치아가 드러나는 환한 미소' 가 필수적일 것이다. 이처럼 밝은 치아가 호감가는 인상을 좌우하는 중요한 요소가 된다는 인식이 확대되면서 '미백치료' 가 젊은 층을 중심으로 많은 관심을 받고 있다. 실제로 20~30대 여성 2,300여 명을 대상으로 한 어느 패션잡지의 설문에서 호감 가는 인상을 결정하는 데 크게 좌우하는 것이 무엇이라고 생각하냐는 질문에 투명한 피부, 몸매, 다음으로 희고 가지런한 치아가 12%로 3위를 차지했다고 한다.

하지만 대체로 치아는 나이가 들면서 유전적, 환경적, 의학적, 치과적 이유로 인해 착색되고 변색된다. 치아의 심한 변색은 중요한 심미적 문제가 될 수 있으며 치료하지 않고 방치한다면 사회적, 심리적 문제점을 야기할 수 있다.

치아 미백은 화학반응을 통한 결과로, 과학적으로 증명이 된 치료방법이고 안전하며 환자의 만족도도 매우 큰 치료이다. 치아 미백은 독립적인 치료로서도 좋은 결과를 얻을 수 있지만 다른 치료의 보조치료로 사용할 경우에도 만족스러운 치료 결과를 얻을 수 있으므로 치료 계획 수립 시 고려하는 것이 좋다.

밝은 치아를 위해 필요한 개인적인 노력으로는 아무리 피곤하더라도 자기 전에는 꼭 이를 닦고 번거롭더라도 양치 후에는 치실을 사용하여 치아 사이에 낀 음식물을 한 번 더 제거하는 것 등이 있다. 커피를 비롯한 착색 음료를 마신 후에는 물 등으로 입안을 꼭 헹구어 주고 금연하도록 노력하는 것이 좋다. 금연을 지도하고 지속적으로 환자를 관리하기 적합한 의사가 바로 치과의사이다.

7) 자가치아이식

'자가치아이식' 이란 사용하지 않는 사랑니와 같이 이용 가능한 치아가 있을 경우 이를 이용하여 상실된 치아 부위를 수복하는 치료 방법이다. 즉 빠진 어금니(제1, 2대구치) 자리에 사랑니(제3대구치) 등을 옮겨 심는 것을 의미한다.

일반적으로 이가 빠졌을 때 치아이식 방법은 앞, 뒤 이를 걸쳐서 하는 브릿지와 틀니 또는 임플란트 등이 있다. 그러나 브릿지의 경우는 앞, 뒷니를 깎아야 하는 불편함과 이물감이 있고 임플란트는 현재까지 개발된 방법 중 가장 자연치에 가까운 장점이 있으나 비용이 많이 드는 단점이 있다. 그러나 자가치아이식은 사랑니와 같이 사용하지 않는 치아를 필요한 부위에 이식하므로 비용이 비교적 저렴하고 인접치를 깎는다든가 하는 일이 없으며 또 자신의 치아를 이용하므로 씹는 느낌 등이 자연치와 비슷하다는 장점이 있다.

| 세상 모든 사람들이 상처를 받지만, 많은 사람들이 상처를 통해 더 강해진다. |

_어니스트 헤밍웨이

8. 예방치과학

| 건강은 시급하지는 않지만 중요한 대상이다. |

_ 홍혜걸(의학전문기자)

입 부분만 뚫려 있는 소독포를 쓰고 입을 벌리고 있어야 하는 상황, 어렸을 때부터 두려웠던 모터 소리와 물과 바람이 입 속을 수시로 들어오며 욱신거리면서도 시리고 아픈 느낌….

사람들이 치과에 대해 느끼는 좋지 않은 느낌은 대개 이와 비슷할 것이다. 사람들이 치과에 가기 싫어하는 것은 어려서부터 아플 때에만 치과에 갔기 때문이다. 산소나 물처럼 평소엔 그 고마움을 잘 인식하지 못하지만 치아가 하나라도 아프기 시작하면 그제야 건강했던 치아가 얼마나 감사했는지 깨닫게 된다. 아프지 않을 때 미리 진료를 받으면 치과처럼 통증 없는 병원도 없다. 그 중심에는 예방치과가 있다. 치과적 질환은 대부분 예방이 가능하며 구강건강은 한번 손상이 되면 원래대로 회복이 불가능 하므로 예방치과학의 중요성은 매우 크다.

예방치과는 기초와 임상의 중간 즈음에 위치하는 분야로서 구강 질환을 예방하는 원리와 방법을 연구, 실천하는 분야이다. 하지만 넓은 의미에서는 지역사회의 구강보건사업을 개발하는 공중구강보건학을 내포하고 있다. 그러므로 치의학의 분야 중 기초생물학적 연구에서 예방치료와 구강역학 및 사회와 관련된 제도 및 구강보건행정적인 측면까지 다루는 매우 넓은 영역을 차지하고 있다.

예방치과학 시간에는 통계적 기법을 포함한 연구조사방법, 환자와의 관계(의사소통, 신뢰감 형성 등)에 대해서도 토론하고 생각해 볼 시간을 갖는다. 또한 의료 윤리, 생명 윤리, 전문직 윤리에 관한 교육도 받게 된다. 의료 윤리에는 자율성 존중(Autonomy), 해악금지(Nonmaleficence), 선행(Beneficence), 정의(Justice), 진실(Veracity)의 5가지 기본 원리가 있다. 수업 시간에는 치과의사에게 요구되는 이러한 사회적 역할을 인식하고 이를 실천하는 데 필요한 지식, 의사소통 능력 이나 윤리적 판단력 배양을 위한 수업이나 토론이 진행된다. 전문직 윤리에는 높은 수준의 지식과 경험, 행동 기준과 다른 사람에 대한 직업적 개인적 의무가 포함된다. 이러한 교육과정을 통해 전문직업의식, 윤리적 판단력을 기르고 치과의사의 책임과 의무를 실천하는 데 필요한 의사소통능력을 배양하고 치과의사로서 무엇을 해야 하는지, 왜 해야 하는지에 대한 나름대로의 결론을 얻는데 도움이 된다.

우리는 음식물을 먹을 때 치아가 대체로 밖으로 향해있음에도 불구하고(의심이 가는 독자들은 바로 거울을 보고 확인해 보시라) 음식을 흘리지 않고 먹을 수 있다. 이것은 치아의 기막힌 메커니즘 덕분인데, 이러한 치아의 소중함을 지키려는 우리들의 노력이 부족한 것이 현실이다.

대부분 세균이면서 치면에 부착한 치태(Plaque)와 치석의 생성을 억제하면 구강질환이 발생하는 것을 막을 수 있다. 이를 위해서는 자신의 구강 상태에 적합한 칫솔과 치실 등을 사용하여 매일매일 치아와 치주조직을 깨끗하게 유지하는 것이 가장 좋은 예방법이다.

칫솔질로 제거되지 않는 치태 및 치석을 제거하기 위해 3~6개월에 한 번씩 치과에 내원하여 스케일링을 포함한 정기점검을 받는 것이 바람직하다. 건강한 치아와 치주조직을 유지하기 위해 가장 중요한 것은 자신의 구강건강에 대한 스스로의 관심과 노력이며 이를 위해서는 적절한 구강관리법을 실천하며 정기적인 치과검진이 필수적이다.

1) 치아우식증과 예방치과

산업혁명 이후, 교통발달로 교역이 증가하면서 가공식품의 섭취가 많아져 우리가 흔히 충치(蟲齒)라고 부르는 '치아우식증' 이 급격하게 증가하였다. 치아우식증은 아직도 감기 다음으로 19세 미만에서 가장 빈발하는 질환으로서 치아 경조직의 무기질 성분이 탈회되는 질병이다. 예방치과 시간에는 치아우식증의 원인과 예방에 대해 배운다. 치아우식증의 치료도 중요하지만 이후에 다시 치아우식증이 발생하지 않도록 하는 과정 역시 중요하다. 여기에는 식이습관 지도, 불소 도포, 잇솔질 교육 등이 포함된다.

2) 예방치과에서 시행하는 치료

다음은 예방치과에서 치아우식증과 치주 질환 등 구강 질환의 예방을 위해 시행하는 방법들이다.

(1) 불소의 도포 및 적용

불소는 치아표면에 결합되어서 치아의 구조인 수산화인회석의 수산기(-OH)와 궁극적으로 치환됨으로써 불화인회석 구조로 전환시켜 법랑질의 격자구조를 더욱 치밀하게 함으로써 치질의 강도를 높이고 내산성을 높여 우식을 예방한다.

(2) 정기적인 치아검진

(3) 치석 제거(스케일링)

(4) 치면열구전색(sealant)

(5) TBI(tooth brushing instruction)

어린이, 잇몸 건강이 좋지 않은 환자 등 환자에게 맞는 구강관리방법(칫솔질 방법 등), 적합한 구강용품을 알려주고 재내원을 통하여 잘 실천되고 있는지 확인한다. 치태의 존재여부를 육안으로 확인하기 위해 치태만을 염색시키는 염색제(disclosing agent)를 사용하여 치태를 염색하여 식별할 수 있게 하고 이를 바탕으로 올바른 칫솔질 방법에 대해 교육한다.

초등학교 입학 이후에 아이들이 혼자 칫솔질을 할 수 있게 되면 치아에 칫솔을 회전하면서 닦는 방법을 가르쳐 준다. 칫솔질은 자기 전에는 반드시 하고 한 번 하더라도 제대로 하게끔 교육시켜야 한다. 치아와 치아 사이 인접면은 칫솔질로 치태가 잘 제거되지 않으므로 치실(dental floss)을 사용하는 것이 좋다. 특히 제3대구치(사랑니) 근처에는 칫솔이 잘 닿지 않기 때문에 주위를 기울여 닦아야 한다. 칫솔질의 목적이 단순히 치아만 닦는 게 아니고 치아 구석구석 치태를 제거하고 잇몸조직도 적당한 자극을 주기 위해서라는 것을 환자에게 이해시켜야 한다.

(6) 타액의 완충검사

산성으로 세팅된 키트에 타액을 떨어뜨려 얼마나 중성으로 돌아오는지 알아보는 검사방법이다. 구강 내 타액이 산성화되면 치아의 법랑질을 탈회시켜 치아우식증의 위험이 커지므로 타액의 완충작용(buffering effect)으로 중성으로 잘 돌아오는 것이 바람직하다.

(7) 치아우식 발생 세균의 배양

타액 속에 치아우식을 일으키는 세균이 얼마나 존재하는지 배양을 통해 검사한다.

(8) 구내 카메라 촬영 및 구강보건교육

환자가 명확히 볼 수 없는 상악 대구치 부위 등을 구내 카메라로 촬영하고 환자에게 보여주면서 구강관리교육을 시행한다.

(9) 위상차 현미경을 통한 구강보건교육

위상차 현미경으로 치아우식이나 치주 질환을 일으키는 세균의 운동성과 분포를 환자에게 보여 줄 수 있다. 구강 내 세균의 존재를 시각화하여 구강 질환에 대한 이해를 돕고 환자로 하여금 치료의 필요성을 인지할 수 있도록 하는 데 효과적으로 사용된다.

(10) 치면세마(Oral prophylaxis)

교정 치료 등으로 구강 위생 관리가 어려운 환자들에게 치아를 전문적으로 닦아주는 시술을 시행한다.

(11) 식이조절

개인의 식습관과 식단을 조절하여 당분 섭취의 횟수와 양을 줄이고 이상적인 영양소를 공급할 수 있도록 식단을 조절하는데 도움을 주는 과정이다.

(12) 금연 지도

치과의사야 말로 환자들에게 금연 지도를 제일 잘 할 수 있는 의사이다. 환자에게 금연의 필요성을 절감하도록 충분히 교육하도록 한다.

(13) 구강보건교육

'엄마의 충치는 아가의 충치?' 라는 말은 충치는 세균에 의해 발생되는 감염성 질환이므로 생긴 말이다. 그러므로 어른들의 입안에 들어갔던 것을 아이들 입안으로 다시 들어가지 않도록 환자들을 교육해야 한다. 적절한 환자 교육은 치과의사에 의한 강의가 아니라 대화를 통하여 가능한 한 환자가 많은 말을 할 수 있도록 하는 과정에서 이루어지는 경우가 많다. 정중하면서도 끈기 있는 설득을 통해 환자의 이해를 단계적으로 유인하는 것이 좋다.

(14) 구강보건사업

국민을 대상으로 구강보건수준을 향상시키기 위해 시행하는 선진국형 구강 건강 의료서비스이다. 현재 구강보건사업으로는 '치아 홈 메우기 사업(sealant와 예방적 충치 치료 포함)', '노인의치보철사업', '수돗물 불소 농도 조정 사업', '구강보건 서비스 전달 체계 확충', '구강보건사업 교육 · 홍보', '국민 구강 건강 실태조사' 등이 시행되고 있다.

특히, '국민 구강 건강 실태조사'는 국민 구강보건사업의 계획과 평가를 위해서 매 3년마다 실시한다. 이 조사에서는 영구치우식경험지수(DMFT), 우식영구치지수(DT), 치은지수(gingival index), 구강위생지수(Oral hygiene index) 등의 지표를 이용하여 국민 구강보건 수준을 관리하고 평가하게 된다.

3) 예방치의학의 목표

예방치의학은 국민의 구강질병 예방, 건강 유지와 증진을 추구한다. 현재의 치의학은 질병의 진단 및 치료 기술의 개발에 집중되어 있지만 미래의 치의학은 질병이 아닌 구강 건강 전반을 다루어야 한다는 인식이 증가하고 있다. 문제가 발생하기 전의 예방에 쓰이는 비용은 문제가 발생한 후의 치료비용보다 훨씬 적게 들 수 있다. 구강보건사업은 모든 국민이 건강하고 유용한 치아를 가지고 높은 삶의 질을 누릴 수 있는 것을 목표로 하고 있다. 예방건강 개념을 소개함으로써 국민들의 삶에 영향을 주고 삶의 질을 향상시킬 수 있는 것이다.

치과의사의 의무는 구강 질병을 치료해 주는 것에 그치지 않는다. 치과의사는 환자에게 발생한 구강 질병의 원인에 대해 설명해주고 앞으로는 예방이 가능하도록 환자를 교육시켜 행동을 변화시키고 이를 지속하게끔 도와주어야 할 의무가 있다.

| 꿈은 영원한 기쁨이자 부동산만큼이나 확실한 재산이며, 결코 다시 써버릴 수 없는 재산이고 해가 갈수록 활력을 주는 행운이다. |

_ Robert Louis Stevenson

9. 보철과

| 마음속으로만 밭을 가는 농부는 없다. |

_ 조지 E. 우드베리

1) 보철과(Prosthodontics : prosth- prosthesis, odontics-dentistry)

상실된 치아와 그 주위 조직을 인공적인 수복물로 대치시켜 환자의 구강기능, 편안함, 외관 및 건강을 회복시켜주고 유지시켜주는 치의학의 한 분야이다. 좀 더 치과적인 용어로 설명하면 치아의 치관(치아의 보이는 부위)을 수복하거나 결손 치아와 관련된 결손 조직을 인공적인 장치로 보완해서 생리적인 기능, 외모, 건강, 편안함을 회복시켜 주는 과학이며 예술(Art & Science)이다.

치과의사는 engineer이자 artist여야 한다. 사고 등으로 인해 치아가 하나라도 없다면 식사나 발음 등을 하기 힘든 것은 물론, 좋지 못한 인상을 주기 때문에 사회생활을 하는데도 큰 지장이 된다. 입술은 얼굴에서 제일 색이 진한 부분이고 구강 내는 어둡기 때문에 외모에서 치아가 도드라져 보이게 된다. 그러므로 치료한 치아가 기능은 물론이고 심미적이지 않으면 환자는 만족하지 못한다. 환자는 저작이나 발음이라는 기능이 충분히 가능하고 내구성이 있으며 이물감없이 심미적인 보철 치료를 원할 것이다.

우리가 아름답다고 하는 데에는 공통점이 있다. 아마도 그 요소는 통일성, 색조, 균형, 비례, 반복 등일 것이다. 실제로 우리 몸에 아름다운 황금 비율이 존재하는데 상악 중절치(#11, 21)와 상악 측절치(#12, 22)의 너비의 비가 1.6 : 1일 때 가장 아름답다고 한다. 그리고 이러한 요소는 환자를 치료할 때 고려되어 환자의 치아, 잇몸, 입술, 안모가 아름답고 자연스럽게 되도록 노력해야 한다. 환자는 개인차가 있으므로 지식과 경험이 있어야 환자에게 알맞은 치료를 할 수 있다. 그러므로 치대생이나 치전원 학생은 심미안(審美眼)을 높여야 한다. 알고 있는 만큼 보이고 그 만큼 시술도 가능하기 때문이다.

보철과에서는 시행하는 각 시술의 목적, 의치의 각 구조의 기능, 종류, 적절한 위치, 디자인, 보철물의 제작 과정 등을 배우고 환자의 구강 상태, 나이, 경제적 상황 등을 종합적으로 판단하여 임플란트, 임플란트 지지 의치, 국소의치(부분틀니, partial denture), 총의치(완전틀니, full denture) 등 어떤 보철 치료를 할 것인지 치료계획을 세우는 실습을 진행한다.

치대나 치전원 교육과정 중에는 기공과정도 많이 포함되는데 이는 기공작업이 어떻게 이루어지는지 치과의사가 잘 이해하고 있어야 하고 기공 전 단계에서 치과의사의 노력에 따라 기공물의 결과가 달라질 수 있음을 학생들이 이해하도록 하기 위함이다. 보철물의 수명은 한 번 잘못되면 다시 제작해야 하는 경우가 대부분이고 환자의 개인 성향 등의 변수가 있어서 일률적으로 단정짓기는 어렵다. 실습시간에는 금속으로 된 보철물을 주조하고 마무리하는 과정까지 직접 실습해 보게 된다. 주조(casting)하는 과정은 원심력을 이용하게 되는데, 처음 접하면 매우 흥미롭게 느껴지며 치과의사로서 꼭 알고 있어야 하는 보철물 기공 과정이다.

보철과에서는 대구치 부위에서 주변에서도 흔히 볼 수 있는 '크라운(치아를 싸주는(wrap) 형태의 보철 치료)' 이나 '브릿지(치아 결손시 주위 치아를 지대치로 삼아 심미적, 기능적 역할을 하게 하는 보철 치료를 시행한다. 이 치료법은 주변 치아를 지대치로 쓰기 위해서 어느 정도 삭제해야 하기 때문에 요즘엔 주변 치아를 온전히 보존하는 임플란트 치료가 각광받고 있다)' 등의 치료를 시행한다. 크라운이나 브릿지는 구강 내에 고정되어 있는 보철물(고정성 보철물)이어서 제대로 치료하고 환자가 잘만 관리한다면 큰 불편 없이 사용할 수 있다. 치과에 오는 환자는 뺐다 끼웠다 하지 않는 고정성 보철물을 원한다. 하지만 구강 건강 상태가 심하게 좋지 않으면 우리가 틀니라고 하는 이동성 보철물 치료(총의치, 국소의치 등)가 필요하게 된다. 물론 틀니대신 임플란트 식립도 가능하다.

다음은 보철과에서 많이 시행하는 치료들이다.

2) 총의치(full denture, 완전 틀니) 치료는 외모 교정까지 된다?

주변에 치아가 하나도 없이 총의치(완전 틀니)를 끼신 노인 분들의 틀니를 한번 관찰해 보자. 자연치열이었던 사람이 총의치(완전틀니)를 끼게 되면 삶의 질이 크게 떨어진다. 총의치 환자가 자연치열의 사람과 동일하게 음식을 부수기 위해서는 7배나 많은 저작횟수가 필요하다. 뿐만 아니라 총의치를 끼고 트럼펫 등 악기를 불거나 노래를 크게 부르면 총의치가 구강 내에서 탈락되게 된다. 또한 총의치는 하나의 unit으로 되어 있어서 파이프 담배 등을 앞니로 물게 되면 뒤가 들려서 떨어지게 된다(자연치아는 28개의 치아가 각각 unit이기 때문에 우리가 생활하는 데 치아가 상실되기 전까지는 아무런 불편이 없다).

치아가 모두 빠지게 되면 뼈가 흡수되면서 상악은 좁아지고 하악은 넓어지게 된다. 그러므로 치아 상실 후 빨리 보철 치료해 주지 않으면 치아가 있던 자리가 지지를 받지 못해 '합죽이' 외모가 된다. 그래서 치아가 없는 '무치악' 상태가 되면 많이 늙어 보이게 되는 것이다(주변의 치아가 없으신 어르신들의 외모를 관찰해보자). 보철 치료는 이러한 외모까지 바로 잡아 주는 치료이기 때문에 치료를 미루어서는 안 된다.

실습과정에서는 총의치(완전 틀니) 제작과정을 처음부터 끝까지 직접 경험해본다. 인공 치아의 배열, wax 다루는 법, 교합조정 등을 직접 실습해보게 된다. 치과에서 다루는 일부 영역이 성형외과나 이비인후과와 겹치지만 교합은 포기할 수 없는 치과의사의 무기이다. 총의치는 좌우가 하나로 된 단위(unit)이기 때문에 교합이 맞지 않으면 반대쪽이 들썩들썩 하게 되어 제대로 된 기능을 할 수 없기 때문에 교합 조정 과정은 매우 중요하다.

총의치 제작 시에는 특정발음('우', '오' 등)을 환자에게 해보도록 해서 이 발음을 할 때 총의치가 떨어지지 않을 정도가 되어야 한다. 총의치에는 특별한 장착 장치가 없다. 그럼에도 불구하고 유리판 사이에 물이 있으면 더 잘 붙어 있듯이, 구강 내에 있는 '침(saliva)'을 매개로 하여 더 잘 유지된다. 이처럼 치과의사는 구강 내의 주어진 환경을 최대한 이용한다.

총의치를 처음 사용하는 환자에게는 초기 적응이 쉽진 않지만 적응하려는 노력이 필요하다는 것을 잘 설명해야 한다. 양말을 하루 종일 신으면 무좀이 생기는 것처럼 밤에는 의치를 빼놓는 것이 의치에 적응하는 데 도움이 된다. 의치를 계속 끼고 있으면 건강한 구강 점막 유지가 불가능하기 때문에 밤에는 의치를 꼭 빼놓고 자고 의치의 세정에도 각별히 신경 써야 한다.

총의치 치료의 인기가 예전보다 덜한 것은 사실이지만 전신질환이나 경제적 문제 등으로 임플란트 치료 등이 어려운 경우에는 여전히 총의치 치료가 필요하다.

3) 국소의치(partial denture, 부분 틀니)

수업시간에는 환자 유형별로 대표적인 국소의치 디자인에 대해 배운다. 치과의사는 이를 바탕으로 하여 부분 틀니(국소의치)가 필요한 환자의 구강상태를 보는 순간 적합한 국소의치 디자인이 나올 정도가 되어야 한다.

치과의사는 머릿속에 아는 것으로 그쳐서는 안 된다. 알고 있는 것을 내 손으로 표현할 수 있어야 하고 그러기 위해서는 익숙해지도록 실습을 해야 한다. 이러한 과정은 자동차 운전과 비슷해서 처음에는 어렵고 두렵지만 자꾸 연습하다 보면 익숙해지고 잘 할 수 있게 된다.

의치 치료가 처음 제작한대로 수정 없이 환자에게 그대로 장착되는 경우는 드물다. 하지만 우리가 헌 집을 아무리 수리해 봐야 한계가 있듯이 의치(틀니) 제작은 처음에 잘 만들어 주는 게 중요하다. 치아는 평평한(flat) 형태가 아니라 굴곡이 있는(contoured) 형태를 가진다. 부분 틀니를 하더라도 정상 치아를 손상시키지 않으면 좋겠지만 국소의치(부분 틀니)를 하기 위해서는 틀니가 들어갈 수 있는 경로가 확보되어야 하기 때문에 경로 상에 있는 자연치아를 평평하게 형성해 주어야 한다. 그러므로 국소의치를 해야 하는 상황이 되지 않도록 우리의 치아를 아끼고 잘 관리하는 것이 중요하다.

4) 제2의 치아, 임플란트

임플란트 시술은 티타늄이라는 생체적합성이 탁월한 치근모양의 금속 고정체를 턱뼈에 심는 수술과정이 필요하다. 임플란트는 금속 고정체(fixture)가 턱뼈와 융합해 고정이 되면 그 윗부분에 자연치아와 유사한 인공치아를 만들어서 기능을 하도록 하는 새로운 보철 치료법이다.

재래식 브릿지[4] 치료의 경우 건강한 주변 치아를 어느 정도 삭제해야 하므로 자연치아에 손상을 주지만 임플란트는 인접치아를 손상시키지 않고 치근을 이식한다. 임플란트 치료를 받으면 구강 내의 형태 파괴도 최소화하며 건강한 주변 치아를 손상시키지 않고 치아 결손부위의 수축을 막아 자연스러운 안면 외모를 유지시켜준다.

임플란트의 원리는 간단하다. 주춧돌 위에 기둥을 세우고 그 위에 지붕을 얹는 것이다. 여기에서 주춧돌은 잇몸 뼈(치조골)에 박는 고정 기둥(fixture)을 말하고 주춧돌과 지붕(인공 치아)을 연결해 주는 중간 기둥(abutment), 그리고 씹는 기능을 담당하는 지붕(인공 치아)이 그것이다.

임플란트 실습시간에는 적절한 임플란트 식립 위치 결정 방법, 식립 방법, 식립 후 시술 및 관리, 주의 사항 등에 대해 배우고 실습하게 된다. 실제로, 사람의 턱 뼈 대신 돼지의 갈비뼈를 이용하여 임플란트를 식립해보는 실습을 진행한다.

(1) 임플란트 + 총의치 → ?

구강 내에 치아가 하나도 없어서 임플란트를 많이 해야 하는 경우와 전신질환, 고령 등으로 수술을 받기 어려운 경우의 임플란트 치료는 경제적으로나 심리적으로 여전히 틀니치료보다 부담스럽게 느껴진다. 또한 치아 상실 후 오랜 시간이 지나서 치조골 흡수가 심한 경우는 총의치가 잘 맞지 않아 마치 물위에 떠 있는 배와 같다. 이런 경우에는 총의치가 구강 내에서 유지되기가 쉽지 않다. 예전에는 다른 방법이 없

4)

브릿지(Bridge): 하나 또는 둘 이상의 치아가 결손 되어 있을 때 결손된 부분은 가공치를 제작하고 또 가공치와 인접한 자연 치아에는 지대치로 하여 금관이 제작되어 최소한 금관과 가공치가 연결되어 구강 내에 영구히 접착되는 보철물이다.

었지만 임플란트가 일반화된 요즘은 임플란트를 2개 이상 식립하여 그것으로 총의치를 유지할 수 있게 한다. 임플란트를 식립하고 그 위에 틀니를 하게 되면 임플란트가 틀니를 잡아주어 잘 떨어지지 않고, 씹을 때 단단한 버팀목 역할을 하게금 치료하는 데 이를 '임플란트 지지 보철치료' 라고 한다. 총의치가 점막에서만 유지, 지지를 얻는 반면 이 방법은 임플란트에서도 유지, 지지를 얻을 수 있기 때문에 임플란트를 2개 이상 식립 후 총의치 치료를 진행하면 총의치를 사용하기가 훨씬 편해진다.

치과이야기

치전원생의 보물 1호?→ 교합기(articulator)

교합기는 환자의 악운동을 재현할 수 있어 보철물을 제작하거나 환자의 악운동을 재현하는 데 꼭 필요한 도구이다. 이 도구는 100만원이 넘는 고가인 경우가 많아서 치대생이나 치전원생은 자신의 실습을 위해서는 이 도구를 튼튼이 잘 관리해야 한다. 교합기 관리에는 그야 말로 새마을 운동의 구호가 그대로 적용된다. 닦고 조이고 기름치자!

치과이야기

QUIZ) 보철 치료 전의 임시수복물 제작은 어차피 임시로 사용하는 것이므로 크게 중요하지 않다. 답: x

→ 절대로 그렇지 않다. 임시수복물은 보철 치료할 치아의 치수보호, 치질의 파손 방지, 치주조직 보호, 치아이동 방지, 심미성 부여 등의 중요한 기능을 하기 때문에 치과의사들은 최종 보철물과 거의 같은 임시수복물을 제작해 주어야 한다.

QUIZ) 의치의 치아 배열이 잘못되면 정상적인 발음이 안 될 수 있다. 답: O

→ 상악 전치가 너무 짧아지거나 길어지면 V와 F 음이 구분이 안 될 수 있다.

| 강한 자는 견디기 힘든 때에 견뎌낸다. |

_ 나폴레온 힐

10. 치주과(Periodontal department)

| 일을 사랑하지 않고 단지 돈을 벌기 위해 일하는 사람은 삶의 즐거움도 모를 뿐만 아니라 결국에는 돈도 벌지 못할 것이다. |

_ 찰스 M. 수왑(미국 철강 전문경영인)

치주과는 치아를 둘러싸고 있는 주위 조직을 치료하는 과로서 잇몸병을 진단하고 치료하여 치아 주위 조직의 건강을 유지하고 증진시키는 분야이다. 치주조직은 치아를 둘러싸고 있는 턱뼈인 치조골, 치아와 치조골을 연결해 주는 치주인대, 치아 뿌리 부분의 단단한 부분인 백악질과 치조골을 덮고 있는 잇몸인 치은 등 4가지 요소로 이루어진다.

건강한 치은(잇몸)은 pink색이며 긴장도가 있고 단단한 탄력성이 있다. 하지만 구강 내에서 독성이 강한 세균이 많아지거나 신체의 저항력이 약해졌을 때 치주조직에 염증이 일어나게 된다. 초기에는 잇몸의 염증만 나타나지만, 병세가 진행되면 치아를 단단히 잡아주는 치주인대와 치조골이 파괴되어 결국에는 기능을 상실해 치아를 빼야 하는 결과가 발생할 수 있다.

치주과는 기본적으로 치주질환의 치료 외, 보철과, 교정과, 보존과 등에 내원한 환자들에게 치주과적 처치를 제공한다. 특히 치주과에서는 다른 과와 협진이 활발하게 이루어지고 있다. 보철과와는 최근 임플란트가 대중화됨에 따라 치주 치료 후 임플란트를 식립하는 치료가 이루어지고 있다. 또한 보존과와는 치주-치수 기원의 복합적 병소 치료를 위한 협진이, 교정과와는 치주 질환자의 교정 치료 및 교정용 임플란트 식립시 공간 확보를 위해 치아의 교정적 이동을 돕는 협진이 이루어진다. 이 외에도 구강 점막의 병소와 관련된 구강내과와의 협진도 이루어지고 있다.

1) 성인들이 치아를 잃는 이유가 치주질환?

어린아이들이 이를 빼는 이유가 주로 충치(蟲齒)로 알려진 '치아우식증' 이라면 성인들이 치아 잃게 되는 주요한 원인은 치주질환이다. 흔히 풍치(風齒, 바람만 불어도 아프다는 뜻에서 유래했다고 한다)라고 알려져 있는 치주질환은 치아를 둘러싸고 있는 주위 조직인 치주조직에 생기는 질병이다. 많은 사람들이 치주질환을 호소하고 있는데 이로 인해 치아가 조기 상실된다면 삶의 질은 크게 저하된다. 우리나라와 같이 고령층의 비율이 날로 높아지는 나라에서는 치주질환 환자 역시 비례하여 늘어나게 될 것이다. 따라서 앞으로는 치주질환의 예방과 치료가 치과 치료에서 기본이 될 것이다.

치주질환은 그 심도에 따라 골 조직 손실이 없으면 치은염, 골 조직 손실까지 진행되면 치주염으로 구분한다. 치은(잇몸)조직의 건강상태에서 병적 상태로의 진전은 치태가 많이 쌓이게 되어 염증이 생기면 거기에 포함된 영양소를 치주질환 원인균들이 분해, 이용하여 성장하고 구강 내 세균의 구성 비율이 변화하기 시작한다. 이것이 스케일링 치료 등으로 개선되지 않으면 치주조직을 계속적으로 파괴시켜서 치아와 잇몸 사이에 긴장이 없어지고 깊은 고랑인 치주낭을 형성, 치주인대 및 골 조직 손실로 이어지게 된다. 이때 염증에 대한 반응으로 잇몸의 부피가 증가하기 때문에 잇몸은 붓게 된다. 잇몸이 붓는 증상은 사춘기, 임신으로 인한 호르몬의 변화에 의한 것일 수도 있고 항간질약, 항고혈압약, 면역억제제의 일부의 부작용에 기인한 것일 수 있으므로 이를 고려해야 한다.

치주질환이 약으로 해결될 거라 생각하는 사람들이 많이 있지만 약만으로는 절대로 해결이 되지 않으므로 원인을 제거해 주어야 하는 염증성 질환이다. 치주질환은 원인인자를 제거하여 치주조직의 치유능력을 부여하는 방법으로 치료한다. 즉, 치주치료 자체가 조직의 재생을 증진시키거나 촉진시키지는 않으나 국소적 원인 제거와 전신적 처치에 의해 치주조직의 재생능력을 유지 및 향상시켜 치유를 도모하는 것이다. 스케일링 등의 치료 이후에는 부어 있던 염증 조직이 감소되어 치은이 퇴축된 것처럼 보이고 시린 감각이 생길 수 있음을 미리 환자에게 설명해주어야 한다. 환자와의 상담을 통해 충분히 의견을 나누고 환자의 요구를 반영하는 치료계획을 세워야 함은 물론이다.

2) 치주과 실습

저학년 때는 치과의 진료대(치과에서는 이를 'Unit chair' 라고 한다) 사용법, 기구 조작법, 감염방지, 치주조직의 진단 등 기본적인 것부터 치주과의 실습이 시작된다. 치주조직의 진단에서는 잇몸이 치아에 잘 부착되어 있는지 붓거나 안쪽으로 깊이가 깊어지지(많이 깊어진 상태를 '치주낭(periodontal pocket)이라고 하고 치주 치료의 기준이 된다) 않았는지 등을 검사한다. 날카로운 기구로 살짝 찔러 보았을 때의 출혈 정도 등에 따라 정상적인 치은, 치주조직과 어떻게 다른지 진단하게 된다. 또한 X선 사진을 이용하여 치조골 파괴의 유무와 정도, 치주인대 상태를 판독하는 연습도 한다(치조골 파괴는 방사선 사진 상에서 뼈가 있어야 할 자리가 검은색으로 변해있는 것으로 확인할 수 있다–뼈는 방사선 사진 상에서 하얗게 보인다). 또한 치주과에서 쓰는 기구들의 종류나 사용법, 마취 실습, 시술자로서의 위치 잡기 등 시술 전 준비 등 많은 실습이 진행된다.

고학년이 되면 치주 치료의 가장 대표적이고 기본이 되는 SRP (Scaling & Root Planning)를 실습하게 된다. 구강 건강을 위해서는 구강 내에 보이는 치아 표면뿐 아니라 치아 뿌리 부분도 매끈하게 유지되어야(Root Planning) 한다. 치아 표면이 매끈하게 유지되어야 구강 위생 상태를 유지하기가 더 유리하기 때문이다. 스케일링은 치태, 치석, 변형된 치질을 제거해주어 치은에 인공적인 자극을 줌으로써 치은 건강도를 증진시키며, 표면 각화와 혈액공급을 향상시킴으로써 치주질환의 예방은 물론 치주질환을 치료하는 방법이다. 스케일링을 직접 환자에게 시행하기 전에 치아 모형에 치석과 비슷한 레진을 붙여서 연습하고, 시술에 이용하는 도구들이 무뎌지지 않도록 'Sharpening' 하는 실습을 익숙해질 때까지 진행한다(항상 최선의 진료를 위해서 치과의사는 자신이 사용하는 기구나 도구를 갈고 닦아야 한다). 이 과정이 끝나면 실제 환자에게 스케일링 시술을 시행하게 되는데 이를 통해 잇몸의 상태를 평가하고 적절한 치료 예방 계획을 세우는 연습도 병행하게 된다.

치주과에서는 이외에도 치주질환의 치료를 위한 여러 가지 시술의 기본을 이해하기 위해 해부학적 구조, 수술 후 회복, 시술 디자인, 재생술, 봉합술과 재료, 이식술, 시술 전후의 지시 상황 등에 대해 배우게 된다. 치주질환의 예방 및 사후 관리(follow up)를 위해서는 환자 자신의 적극적인 참여를 통한 치태조절이 필요하므로 치과의사는 환자의 상태를 정확히 평가하고 격려하여 치태조절에 대한 환자의 동기 유발에 노력을 기울여야 한다(치태는 치아 색깔과 거의 비슷하여 육안으로 식별하기가 쉽지 않으므로 환자에게 교육 및 동기 부여를 하지 않으면 치태 관리가 어렵다).

3) 치주과와 임플란트?

치대나 치전원 졸업 후 수련을 통해 임플란트 시술을 전문적으로 배울 수 있는 과는 구강악안면외과, 보철과, 치주과이다. 이 중 치주과는 최근 임플란트 시술 전이나 시술 후 관리의 중요성이 부각되면서 주목받고 있는 과이다. 실제로 임플란트 시술을 하기 위해서는 고정성있는 점막 조직이 필요한데 잇몸 건강이 좋지 않은 경우에는 입천장 부위에서 일부분을 채취하여 이식하기도 한다.

임플란트는 상실된 치아의 치근을 인체에 거부반응이 없는 티타늄으로 만든 인공치근으로 대체해 인공치아를 고정시켜 치아의 원래 기능을 회복하도록 하는 첨단 시술이다. 임플란트의 수명은 개인의 구강 환경이나 당뇨, 흡연 여부, 주변 치아와의 관계, 저작력의 차이 등에 따라 달라질 수 있으므로 이를 환자에게 잘 설명해야 한다. 또한, 임플란트의 선택, 의사의 의료기술, 보철물의 정밀도, 지속적인 치주조직의 관리(치주과가 강점을 가지고 있다) 등이 임플란트의 장기적 성공에 더 큰 영향을 끼친다고 한다.

임플란트를 정확하게 시술하기 위해서는 무엇보다 진단이 중요한데, 적절한 임플란트 시술을 위해서는 잇몸 뼈가 폭 6mm, 깊이 10mm 정도가 필요하다. 요즘에는 컴퓨터단층촬영(CT)이 도입되어 뼈 상태, 두께, 신경의 위치까지 계량하여 3차원 영상을 제공하므로 이를 이용하여 임플란트의 길이, 위치, 방향 등의 오차나 오류를 줄인다. 잇몸 뼈가 부실한 사람은 뼈를 보강하기 위한 기초공사(자가골 이식, 이종골 이식 등)에 어느 정도 시간이 필요하다.

레이저(LASER, Light Amplification by Stimulated Emission of Radiation)를 이용한 임플란트 시술도 시행되고 있는데, 레이저는 전기메스와 달리 세포 손상을 최소화하고 멸균과 지혈이 우수해 보다 빠른 회복을 시키는 장점이 있다. 레이저 역시 마취가 필요하지만 연조직의 세포 손상을 최소화하고 임플란트의 식립 방향을 설정하는 데 유용하다.

치과이야기

냉찜질, 온찜질?

치주과에서는 치주조직의 치료를 위해 외과적 처치(수술)가 많다. 이러한 외과적 처치를 받은 후에는 보조적 요법으로 약물을 많이 사용한다. 그러므로 시술 후에 처방된 약을 잘 복용하는 것은 기본이다. 또한, 빠른 치유와 붓기 방지를 위해서는 외과적 처치 24시간 이내는 냉찜질로 외과적 처치를 진정시키고 그 이후에는 온찜질을 해주는 것이 바람직하다. 왜냐하면 냉찜질은 지혈과 붓기 방지 효과가 있고 그 이후의 온찜질은 혈액순환을 촉진시켜 국소 부위의 체온 상승을 일으켜 치유를 촉진하기 때문이다.

치과 감염

치주과에서는 외과적 처치로 인한 출혈을 동반하는 경우가 많으므로 감염 방지가 특히 강조된다. 환자의 눈앞에서 소독된 모든 것을 새로 개봉하는 것을 원칙으로 하고 임플란트 등의 수술은 완벽하게 조치되어 있는 수술실에서 시행한다. 보통의 경우에는 환자를 직접 접촉하는 술자(operator)는 소독된 기구 이외에 아무것도 만지지 않는다. 옆에 서 있는 위생사나 assistant가 그 역할을 하게 된다.

치과의사와 기구

치과의사는 기구, 기계를 잘 사용할 수 있어야 한다. 항상 좋은 기구를 사용하고 잘 관리하여 최선의 진료할 수 있도록 노력해야 한다. 만약 날이 무뎌진 기구를 사용한다면 진료 효율이 떨어질 뿐 아니라 환자에게도 불필요하게 피해를 주게 된다. 그러므로 치과의사는 기구, 기계에 대해 잘 알고 사용할 수 있어야 한다.

| 연습이야말로 모든 일에 있어서 사람을 가르치는 제일 좋은 교육자이다. |

_ 유리피데스

07

진로

| 길이 없다 하여도 계속 앞으로 나아가면 스스로 길을 만들 수 있을 것이다. |

_ 체게바라(혁명가)

치의학을 공부했다는 것은 개인에게 엄청난 재산이 될 수 있다. 이 재산을 어떻게 잘 활용하여 진로를 선택하느냐 하는 것은 개인이 계속 고민하면서 결정할 문제이다. 특히 치전원 제도는 다양한 전공을 가진 사람들이 입학하게 되므로 그들이 자신의 적성이나 전공을 치의학과 잘 결합시킨다면 사회를 더 긍정적인 방향으로 이끄는데 도움이 될 수 있을 것이다.

치대나 치전원에 입학하기 전에는 입학하면 모두 같은 치과의사가 되는 것으로만 생각하기 쉽다. 하지만 임상과목을 배우면서부터 조금씩 각 과의 특성을 알게 되고 자연스레 자신의 진로를 고민하게 된다. 치과에서도 분야가 세분화되어있어 자신의 적성에 맞는 과나 업무를 선택할 수 있다. 직접 환자를 보지 않는 병리과, 방사선과, 그리고 기초치의학 분야도 있다.

치대나 치전원을 졸업하고 치과의사 면허 시험에 합격하면 치과의사가 된다. 치과의사 역시 봉직의사와 개원의사로 나누어 볼 수 있다. 고용 관계에 따라 봉직의사는 병원에 소속되어 월급을 받는 의사를 말하고 개업의사는 자신이 병원을 개업해서 스스로 경영하는 의사를 말한다. 봉직의사는 환자를 돌보는 의사의 임무에만 집중할 수 있고 조직의 구성원으로 누리는 장점 등이 있지만, 아무래도 병원 업무에서 자기 소신대로 할 수 없는 것이 있을 수 있다. 개업의사는 의사인 동시에 경영자이고 사업가이다(실제로, 우리 사회는 의사가 진료자로서의 역할에서 나아가 경영자, 교육자, 카운슬러 등 포괄적인 역할을 담당하는 리더(leader)로 변화할 것을 요구하고 있다). 우리나라의 경우에는 봉직의 생활을 하면서 경험을 쌓은 후 개업을 하는 것이 일반적이다. 현재 치과의사의 경우 거의 대부분이 개인 병원에서 근무하고 있다.

치과의사가 된 후에 임상 치과의사가 되기 위해 받을 수 있는 교육은 크게 치과대학병원에서 행하는 프로그램과 종합병원 등 치과대학이 아닌 곳에서 운영하는 프로그램으로 나누어볼 수 있다.

1. 일반치과의사(General Dentist)를 위한 고급 과정

이는 전문의를 취득하기 위한 과정이 아니고 치대나 치전원 졸업 후에 치과의 제반 분야에서 더 경험을 쌓을 수 있는 방법이다. 대개 1년에 걸쳐 진행되며 강의도 듣고 다양한 환자도 치료하게 되므로 다음 단계의 진로를 모색할 수 있는 좋은 발판이 된다. 이후에는 개인 성향에 따라 봉직의사나 개원의사가 되어 치과의사의 역할을 수행하게 된다.

2. 인턴, 레지던트 과정 수료를 통한 전문의 수련과정

치과의사가 된 후에 전문의 수련병원으로 지정된 병원에 치과 인턴으로 지원해서 합격하게 되면 전문의가 되기 위한 과정을 시작하는 것이다. 이때부터 1년간 인턴, 3년간 레지던트로 일하며 실무를 익힌다. 이처럼 수련 과정에 있는 의사를 '전공의' 또는 '수련의' 라고 부른다.

인턴기간에는 치과 부분의 모든 과(8개 임상과)를 돌면서 필수적으로 알아야 하는 임상지식들을 배우고 그 술식들을 익힌다. 단, 치과대학이나 치전원 부속 병원이 아닌 경우에는 8개 임상과가 모두 있지 않고 구강악안면외과 등 필수적인 과 위주로 있는 수련병원도 있다. 이 시기는 어떠한 과가 자신에게 맞는 과인지 확인하는 시간이며 자신이 희망하는 과의 경쟁이 심하다면 그만큼 해당과의 레지던트가 되기 위해서는 많은 노력을 해야 할 것이다. 레지던트 선발 시험에 떨어진다면, 추가 모집에서 다시 한 번 응시할 수 있는 기회가 주어지기도 한다(환자에 대해 'order' 를 낼 수 있다는 것이 인턴과 레지던트를 구별하는 가장 중요한 핵심 사항이라고 한다).

전문의는 국가고시 합격 후 지정된 수련병원에서 전공의 과정, 즉 1년간의 인턴과정과 3년간의 레지던트 과정(의대, 의전원에서는 4년, 예전에는 치과의 일부 과가 2년 과정인 곳도 있었다)을 마치고 전문의 시험에 합격(치전원, 치대 졸업자의 일부만 전문의가 되어 의대와는 다르게 소수정예로 한다는 기본 계획이 있다)한 사람을 말한다. 치의학계에도 전문의 제도가 도입되었지만 의학계와는 다르게 거의 모든 치과의사가 전문의가 되는 것이 아니라 치대나 치전원 졸업생의 일부(최대 30% 정도)만이 될 수 있다. 수련의로 남으려고 하는 사람들은 학교 성적은 물론이고, 국가고시 시험 성적에 신경을 많이 써야 한다. 병원 인턴을 선발할 때 국가고시 성적을 높게 반영하고 있기 때문이다.

수련과정은 세부 전공 분야만의 환경에서 수행되고, 전문치과의사로 성장하기 위해 필요한 지식과 기술을 습득하고 세부 전공 분야만의 분위기를 익히게 된다. 그러므로 전문의 취득을 위한 진로 선택 시 세부 전공의 특성과 자신의 특성을 잘 파악하고 이를 잘 조화시키는 것이 매우 중요하다.

치과의사 전문의로서의 긴 여정에 대해 살펴보면(남학생 기준), 대학 4년(조기 졸업 등을 통하면 3년이 될 수도 있다)+대학원 4년(조기 졸업은 불가하다, 유급 당하지 않고 4년 만에 졸업하면 성공한 것이다)+인턴 1년+레지던트 3년+군복무기간(현역은 22개월 미만, 군의관이나 공중보건의사는 3년 1~4개월 정도이다)이 필요하다. 서론에서 언급했듯이, 치과의사 전문의가 되기 위해서는 엄청난 시간, 노력, 경제적 뒷받침이 필요한 것이다.

하지만 수련과정은 좀 더 전문적인 분야의 환자를 교수진의 지도하에 다양한 기술과 방법을 사용하여 치료해볼 수 있는 아주 좋은 기회가 된다. 선배님들이나 교수님께서는 수련과정은 할 수 있을 때 하는 것이 좋다고 말씀하시며, 자신의 전문 영역을 구축하는 과정이기 때문에 치과의사로서 중요한 경력이며 자산이 된다.

3. 졸업 후 교수가 될 수 있는 진로

치대나 치전원 교수는 대학병원에서 직접 환자들을 치료하면서 학생들을 지도하는 임상 교수와 환자를 진료하지 않고 교육과 연구에 집중하는 기초치의학 교수로 나뉜다.

임상 교수는 계속 환자를 진료하면서 연구한 결과를 선도적으로 치료에 적용시킬 수 있고, 안정적 상황에서 자신이 생각하는 최선의 진료를 소신껏 시행할 수 있다. 임상 교수는 그 역할 특성상 반드시 인턴과 레지던트의 수련과정을 거쳐야만 한다. 실제로 많은 치대생이나 치전원생은 치과의사로서 최고의 명예와 직업의 안정성을 모두 가지고 있는 임상 교수가 되고 싶어 한다. 하지만 그만큼 경쟁이 심하기 때문에 자신이 원하는 분야의 임상 교수가 된다는 것은 치과의사로서는 대단한 명예이다.

기초 치의학 교수(생리학, 생화학, 약리학, 병리학, 미생물학, 해부학 등)는 임상 교수와 달리 환자 진료로 인한 스트레스가 없고 방학이 있다는 장점이 있다. 또한, 임상 교수가 되려면 꼭 거쳐야 하는 전공의 과정을 수료하지 않아도 되고 그 대신 박사 과정에 해당하는 조교 과정을 이수하면 된다. 지금까지는 치과의사들이 대부분 임상 치과의사의 진로를 택하여서 현재 치과의사 출신 기초 치의학 교수가 부족한 실정이고 많은 기초 치의학 교수님들께서 정년을 앞두고 계신다. 치과 임상을 잘 이해하는 사람이 치과의사가 될 사람들을 가르치는 것이 치의학 교육에 유리하기 때문에 학교에서도 치과의사 출신을 기초 치의학 교수로 임용하려고 한다. 기초 치의학을 전공하고자 한다면 자신의 모교 기초 치의학 교실에 남아도 되고, 과학기술부의 기초치의학자 양성 프로그램인 'MRC(Medical Research Center)' 라는 제도가 있으니 참고하길 바란다.

물론 기초 치의학 교수는 임상 교수와 달리 끊임없이 연구해야 하고 좋은 논문을 써야 한다는 스트레스에 시달린다. 하지만 기초 치의학을 전공하는 교수님 말씀에 의하면, 기초 치의학은 자신의 연구과제와 연구시간에 유연성이 있다고 한다. 또한, 이미 정해진 길을 따라가기보다 자신의 생각을 보다 능동적으로 반영할 수 있다고 한다. 요즘에는 기초 치의학에 대한 중요성이 보다 현실적으로 부각되고 있고 연구 성과에 따라 충분한 보상이 이루어지는 체계가 잡혀가고 있다.

다음은 대한치과의사협회지인 '치의신보' 에 보도된 기사 중 일부이다.

> 창업 성공률 73%… 코스닥 상장률도 일반기업보다 앞서
> 〈중략〉
> 한 업체 관계자는 "치과업계도 겉으로 들어나지 않아서 그렇지 교수 및 연구원 출신 대표가 상당수 있는 것으로 알고 있다" 며 "재료 및 의료기도 점점 전문화돼 가고 있기 때문에 이 같은 현상은 더욱 늘어날 것" 으로 전망했다.

4. 그 외의 다른 길

> | 다른 사람이 사용해 성공한 새롭고 흥미로운 아이디어, 그런 아이디어를 찾는 습관을 길러라. 당신의 아이디어는 지금 당신이 실제로 안고 있는 문제에 응용할 때 독창적이면 된다. |
>
> _ 발명왕 에디슨

'새로운 미래가 온다' 라는 책을 보면, 앞으로는 일상적인 업무를 수행하기보다 새로운 기회를 탐색하고 큰 그림을 합성하는 우뇌형 능력을 발휘할 수 있는 사람이 더 크게 성공할 수 있다고 한다.

조화를 이루기 위해서는 사물을 정확히 보고 관계를 이해해야 한다. 과거에는 한 분야에 상세한 지식만 보유하고 있어도 성공이 보장되었지만 오늘날에는 전혀 다른 분야에서 능력을 발휘할 수 있는 사람, 소위 "경계를 넘나드는 사람" 에게 큰 보상이 돌아간다고 한다.

특히, 치전원 제도는 자신이 대학시절에 무엇을 했던지 그것을 치의

학과 연결할 수 있게끔 하는 바람직한 제도이다. 이 책의 앞부분에서도 설명했듯이 치의학은 가능성과 기회가 많은 학문이다. 자신의 경력이나 관심을 과소평가하지 말고 뫼비우스의 띠처럼 연속되게 치의학과 연결하자.

치대생이나 치전원생은 매일매일의 공부와 실습으로 인해 힘든 것이 사실이다. 하지만 그 중에서도 자신이 평생 하고 싶은 분야가 무엇인지 진로를 결정할 수 있는 성숙한 모습이 필요하다. 의사라는 직업은 인간에 대한 전문지식을 가지고 많은 연구도 병행할 수 있는 좋은 직업이다. 자신의 가능성과 능력을 현실에 맞추기 보다는 개척해나가는 것이 필요하다.

앞에서 설명한 임상 치과의사, 교수 이외에도 치과의사로서 다른 관련 사업을 하거나 자신의 영역을 확장하는 사람들도 점점 많아지고 있다.

5. 치과의사 출신 CEO

이제 국내 치과관련 산업도 다른 첨단 산업 못지않게 국가경쟁력에 기여할 수 있는 산업이 되고 있다. 이처럼 치과 관련 산업의 영역이 커진만큼 학교를 졸업하고 또는 학교를 다니면서 자신만의 길을 끊임없이 모색하고 노력해서 임상경험을 쌓고 치과관련 창업을 한다면 더 큰 시너지 효과를 나타낼 수 있을 것이다.

치과에서 사용하는 아이디어를 다른 제품에 접목하여 새로운 제품을 개발하는 방법도 고려해 볼 수 있다. 또한, 생산비를 낮춘 품질 좋은 치과 재료나 기술로 수입 치과용 재료 등을 대체하거나 수출 등을 통해 해외시장에도 진출하고 R & D(연구개발)에 더 투자하여 외국인 투자를 유치해낸다면 국가경쟁력에도 기여할 수 있을 것이다.

다음은 치과 관련 산업의 대표적 국내 회사들이다.

• TV CF 등을 통해 많이 알려진 오스템 임플란트

최고경영자(CEO)가 치과의사 출신이며 지금은 세계적인 임플란트 생산 기업이 되었다.

• 신흥

학교에 들어오면 알게 되겠지만 각종 치과용 기자재, 실습기자재, 교과서 등 많은 치과관련 산업의 대표적 회사이다.

• 바텍

치과용 엑스레이 공급 1위 업체, 최근엔 유방암 진단 등 신(新) 사업에도 투자하고 있다고 한다.

예치과, 고운세상피부과, 함소아한의원. 우리 주변에서 한번쯤은 볼 수 있는 병원 브랜드이다. 브랜드를 같이 사용하는 네트워크 병원들은 병원경영지주회사(MSO)라는 회사를 하나씩 갖고 있다. MSO는 의료행위와 관계없는 구매, 인력관리, 진료비 청구, 홍보, 마케팅 등 병원경영 전반에 대한 서비스를 제공하는 것이다. 앞으로는 의료시장 개방과 의료산업화의 흐름에 따라 MSO가 주식시장에 상장되고 투자 유치가 가능해 질 것이므로 발전 가능성이 크다.

현재 세계 의학의 패러다임은 '질병학' 에서 '건강학' 으로 전환되고 있다. 미래의 의료는 '의사 → 환자, 병원 → 가정, 진료 → 예방 · 건강증진' 으로 옮겨가고 있다. 이러한 패러다임의 변화를 자신의 진로에 고려한다면 많은 기회가 있을 것이다.

6. 치과의사의 공직 진출

개인의 행복을 우선시 하는 시대가 되면서 정치, 경제, 사회의 모든 정책도 국민의 건강과 보건에 초점이 맞춰지고 있어 앞으로 공직 진출 기회와 업무가 많아질 것이다.

치과의사 출신으로 공직에 계신 대표적인 분들이다.

- 이재용: 치과의사 출신으로 구청장, 환경부 장관, 건강보험공단 이사장 등을 역임하셨다.
- 박춘진: 치과의사 출신으로 현재 민주당 국회의원이다.
- 전현희: 치과의사이자 변호사이며, 18대 민주당 비례대표 국회의원이다.
- 김영환: 연세대 치대를 졸업하셨으면서 과학기술부장관을 역임하셨다.

이처럼 임상치과의사 외의 새로운 분야를 개척하는 것은 실패할 가능성도 있지만 어려움을 극복하고 성취를 이룬다면 그 성취의 결과는 개인이나 국가의 발전에 크게 기여할 것이다.

7. 마무리

굳이 경제학의 기본 개념을 떠올리지 않더라도 돈이든 시간이든 자원이든 모든 것은 부족하다. 개인은 한정된 자원으로 원하는 목표를 어떻게 효과적으로 달성할지를 고민해야 한다. 현명하지 못한 선택이 인생과 세상을 정신적, 물질적으로 빈곤하게 만들기 때문이다. 그러므로 자신에게 가장 잘 맞는 직업을 선택할 때 일의 효율은 물론 스스로 만족스러운 삶을 누릴 수 있다는 것은 누구나 인정하는 사실일 것이다. 이 책이 독자 여러분의 선택에 조그마한 도움이 되었으면 한다.

나 역시도 지금 생각하는 진로가 입학 전과 크게 달라지진 않았지만 어떤 길을 갈 것인지는 앞으로도 계속 고민해야 할 주제일 것이다. 다음의 글은 내가 치전원 입학의 열정을 불태우며 2005년 10월 15일자 판 문화일보 독자마당에 기고한 글이다. 부끄럽지만, 이 글을 끝으로 이 책을 마무리 하고자 한다.

(치)의학전문대학원 제도는 다양한 학부 전공의 졸업생에게 (치)의학에 입문하는 길을 열어준다면 그들이 갖춘 여러 분야의 전문 지식이 의학에 새로운 발전 방향을 제시할 수 있고 의료개방 시대에 적극적으로 대처할 수 있다는 장점을 감안해 도입된 제도이다. 또한 학부 졸업자를 대상으로 하는 제도이기 때문에 대학은 물론 사회생활에 대한 다양한 경험을 보유하고 있어서 다원적인 환경에 대한 이해의 폭이 넓고 남을 배려할 수 있는 능력이 있어 진정으로 환자를 위할 수 있는 의사가 되기에 더욱 바람직하다는 기대도 있다.

나의 경우에는 대학에서 생명과학을 전공하고 대학원에서 보건학을 공부하고 있다. 전문대학원에 진학하게 된다면 이러한 지식과 경험을 살려 예방 치의학 분야의 전문가가 되어, 선진국의 충치 발생률의 감소 추세와는 반대로 증가 추세에 있는 우리나라 구강 보건 수준을 높이는데 기여하고 싶다. 요즈음 다국적 제약 회사가 우리나라의 우수 인력이 의료계에 다수 포진해 있음을 주목하고 우리나라에 신약 개발을 위한 연구소를 세우고 있거나 계획을 갖고 있다고 한다. 전문대학원 체제는 제도적으로 보다 깊고 넓은 연구를 권장하고 있기 때문에 이 과정을 거친 의사나 치과의사가 세계적인 제약 회사의 두뇌로서 중요한 역할을 하는 것은 물론 우리나라의 BT 분야에도 크게 기여할 것으로 기대된다.

이 정책의 최대 수혜자는 (치)의학전문대학원 입학을 준비하고 있는 수험생이라고 생각한다. 대학 입학 때 주어졌던 기회가 대학 졸업 후 다시 한 번 주어지기 때문이다. 이런 까닭에 수험생의 대다수가 사회로부터 혜택을 받았다고 생각하고 있으며 재학 중에는 물론 졸업 후에도 봉사 활동 등을 통해 사회에 환원하겠다는 진지한 생각을 하고 있다. 나 역시 전문대학원에 입학하게 된다면 다시 한 번 기회를 준 사회에 감사하고 자신은 물론 우리나라 의료계 발전을 위해 열심히 노력하여 국가 발전에 도움이 되는 사람이 될 것임을 다짐한다. 의료계뿐만 아니라 모든 국민이 우리의 다짐과 노력이 앞으로 어떻게 국가와 사회 발전으로 이어지는지 애정 어린 관심으로 지켜봐 주길 기대한다.

| 나는 한국의 젊은이들에게 강한 이빨을 물려주고 싶다. 좁은 상상력에 길들여진 고식적 태도대신 보다 다양한 것을 으깨 먹을 수 있는 튼튼한 이빨을. |

_ 백남준(세계적인 비디오 아티스트)

08 부록

1. 의 · 치의학전문대학원 제도의 소개

1) 기본원칙

학사 후(後) 교육을 원칙으로 하는 치의학전문대학원 체제를 도입하되, 무리 없는 추진을 위해 대학에 폭넓은 자율권 부여

(1) "학사+4" 의 · 치의학전문대학원 체제 도입

- 21세기 의료에 대한 사회적 요구와 의료 환경 변화 등에 능동적으로 대처하기 위한 치의학 교육은 현재와 같이 고등학교 졸업 직후의 대학교육으로는 한계가 있으므로 현재 「학부교육」개념 하에 있는 의학교육 기본과정(Basic Medical Education ; BME)을 「專門大學院 教育」개념인 「학사 후 교육」으로 전환

- 고교 졸업 후 대학에 들어가면 의사 자격이 보장되는 예과+본과로 된 현행의 의사양성체제(2+4 제)와 병행하여 다양한 학문분야를 경험한 학사학위 소지자가 치의학전문대학원(4년)을 이수하는 형태(학사+4 제)의 기본 학제 도입
- 현재는 치의학사를 수여하고 있으나, 학사 후 교육으로 전환 후에는 치무석사(가칭)를 수여

  단, 치의학교육 기본과정을 일시에 전문대학원 체제로 획일화하는 것은 바람직하지 않으므로 한시적으로 치과대학 체제(2+4, 학사학위 수여)와 전문대학원(학사+4, 석사학위 수여) 체제 중 학교실정에 따라 대학이 자율적으로 선택하도록 함.
- 전문대학원 도입 후 치과대학 체제(2+4제)와 전문대학원 체제(학사+4제)의 제반 성과 및 문제점을 연차적으로 분석 평가
- 2010년에 우리나라에 적합한 의사양성 체제에 대한 정책방향을 최종 확정

(2) 동일 대학 내 복합체제 개설 여부 : 2009년까지만 한시적으로 인정

- 동일 대학 내에 전문대학원 체제와 의과대학 체제를 동시 운영하는 것도 가능
- 현 의대 입학정원 중 50% 이상을 전문대학원 정원으로 전환을 희망하는 대학에 한해 전문대학원 체제 정착기간 동안(2009년까지) 한시적으로 인정
- "학사+4" 체제로 영구적인 전환을 선언한 후부터 M.D.-Ph.D 과정 운영 허용

※ 운영형식은 현 치과대학 교육을 치의학전문대학원에 위탁하는 형태로 간주

2) 세부 사항

- 2003학년도부터 도입하도록 하되, 구체적 도입 시기는 대학이 자율 결정
- 대학마다 교육연구 여건과 체제 개편을 위한 준비 정도가 다르므로 2003학년도부터 단계적으로 도입하도록 하되, 구체적인 도입 시기는 대학이 자율적으로 결정
- 많은 치과대학이 일시에 치의학전문대학원으로 전환할 경우에는 대학이 제출한 전환 계획을 검토하여 교육인적자원부가 전환 시기를 조정
- 2003학년도에 전문대학원으로 전환하는 대학은 2003학년도 대학 입학시험부터 치의예과를 폐지
- 2005학년부터 현 치의예과 정원을 전문대학원 정원으로 전환하여 학생을 모집
- 학사학위 소지자로서 DEET를 의무화하되, 기타 세부적인 지원 자격에 관한 사항은 대학이 자율적으로 결정
- 고등교육체제 개편을 위한 전문대학원 도입취지와 기초학문 및 지방대학의 보호를 위해 전문대학원의 지원 자격은 학사학위 소지자로 한정
- 단일 치과대학 또는 치과대학간 연합에 의한 DEET를 의무화
- 의학교육은 기본적으로 국민의료를 위한 의사양성이 목적이므로 의사 자질에 관한 적성 및 인성검사 성격의 의학 DEET(DEET ; Dentall Education Eligibility Test)은 의무적으로 부과
- 시험결과의 활용 등 구체적 사항은 '의 · 치의학교육입문검사협의회' 에서 결정하여 시행
- 신뢰성과 타당성이 있는 DEET 시험을 체계적으로 개발 발전시키기 위해 초기개발 비용은 정부 지원 추진
- 기타 치의학전문대학원 지원 자격에 관한 사항은 해당 대학에서 자율적으로 결정

- 구체적인 지원 자격 및 입학심사에 관한 사항(학사교육과정 평점 평균, 외국어 능력, 선수과목 이수 여부, 사회봉사 실적, 면접 등)은 대학 자율로 결정
- 전문대학원 수준에 적합한 교육과정 변화 적극 유도
- 치의학 교육의 질 향상과 전문대학원 수준에 적합한 교육과정 개발 확산
- 전문대학원 도입과 병행하여 현재 일부 대학에서 시행 중인 '임상 DEET', '임상교육종합평가시험', '특성화 선택과정', '서브인턴제' 등의 실질적인 정착을 확산
- 기본적인 의학지식과 수기(手技)에 익숙하며 평생 스스로 학습할 수 있는 능력은 물론 의료와 관련 있는 인문사회과학 분야 지식과 의료관리 능력 배양에도 비중을 둠.
- 전문대학원의 모든 교과목은 타 학문전공의 대학원 학생들에게도 개방형으로 운영할 수 있도록 유도
- 전문대학원 체제에 맞는 교육과정 개발비용의 일부를 정부가 지원
- 학문연구 복합학위 과정(M.D-Ph.D) 개설
- 21세기 생명의과학 전문 인력 양성을 위한 복합학위 과정의 개설 지원
- M.D.-Ph.D.과정은 원칙적으로 6~8년으로 하되, 정부가 지원하는 형태는 물론 대학이 자율적으로 운영하는 형태도 운영 가능
- M.D.-Ph.D.과정에 대해서는 병역대체 복무제도(전문연구요원 편입제도)를 적용하고 정부와 대학의 재정 지원을 추진
- 정부가 지원하는 구체적인 지원 대상, 인원, 금액 등 세부적인 사항은 관계부처 협의를 거쳐 추후 결정
- 각종 전문학위와 연계한 복합학위 과정의 개설도 추진
- 의법학자(M.D.-J.D.), 의경영학자(M.D.-M.B.A.) 등 타학문영역과의 복합학위 과정의 확산을 적극 권장
- 원칙적으로 국가 수준의 전환기준은 제시하지 않되 대학원 교육

의 질 확보를 위해 전문대학원 수준에 적합한 교육과정과 기초의학 교수 등 일정한 기준 이상의 교육여건을 갖추도록 권장

- 졸업 후 수련교육과 학술박사학위과정 병행 불가
- 의치의학 분야에서 일반대학원 학술학위 과정 운영의 정상화를 위하여 '학사+4' 의 의치의학전문대학원의 경우 「전공의 수련교육과정」과 「전문학위 과정」과의 병행은 가능하나 「학술학위 과정」과의 병행은 허용 금지
- 현행 체제로 운영하는 대학은 현재와 같이 「전공의 수련교육과정」과 「학술학위과정」병행 가능
- 의학(치의학)전문대학원 제도의 정착과 의학(치의학) 교육의 질 제고를 위해 행 · 재정적 지원 대책을 강구함으로써의 치의학전문대학원 도입의 효과를 조기에 가시화
- 교육인적자원부장관 소속 하에 '의 · 치의학전문대학원평가위원회' 를 2005년까지 상설기구로 설치
- 의학교육의 질 관리를 위해 전문대학원으로 전환 후 일정기간 경과 후에는 주기적으로 평가를 받도록 하는 평가인정 제도 마련
- 의사 국가시험제도와 의학교육과정이 상호 보완적 관계를 유지할 수 있도록 관계기관 간의 상호 협력체제 구축
- 의학전문대학원 체제의 조기 정착을 위해 전문대학원 체제로 전환하는 대학에 대하여 행 · 재정 지원 방안을 마련하여 추진
- 국립대 기초 의학교수 정원 증원, 교육과정 개발비, 실험실습 기자재 확충비, 학술대회 개최 경비 지원, MEET · DEET 시험 개발기관에 개발비 지원 등
- 병역제도 개선 추진(병역법시행령 개정 완료 : 2001.12.26) - M.D.-Ph.D.과정에 대해서는 병역대체 복무제도(전문연구요원 편입) 적용. 의 · 치의학전문대학원에 재학 중인 학생에 대하여 현재 만 27에서 만 28세로 병역징집 연령 1년 연기
- M.D.-Ph.D. Fellowship Grant 제도 마련-기초 의과학 분야, 국가

6대 핵심 전략분야인 BT 분야로의 우수인력 유입을 확대하기 위해 M.D.-Ph.D.과정에 입학하는 소수 정예인력에 대한 재정지원 방안 마련. 연간 50명 이내에서 1인당 1,800만원정도를 지원하되, 정부의 지원 기간은 6~8년으로 함. 소요 예산 등 세부적인 사항은 관계부처, 전문대학원 도입 대학 등과 협의를 거쳐 추후 결정 예정

- 의학전문대학원(의학교육 기본과정) 석사 정원은 현 의예과 폐지 또는 감축 정원을 승계－M.D.-Ph.D. 등 복합학위과정도 입학정원 범위 내에서 운영. 의학전문대학원(전문학위과정)의 석 · 박사 정원은 기존 일반대학원 의학과 석 · 박사 정원을 활용하도록 하되, 구체적인 정원조정 사항은 대학원 정원 조정 시 대학이 자율적으로 조정하여 보고
- 의 · 치의학전문대학원(학사+4)은 의과대학 체제와는 달리 "정원 외 입학"이 허용되지 않으므로 실제적으로는 현재보다 의대정원 감축 효과 발생. 의예과 폐지나 감축으로 인해 학부정원이 감축될 경우 의예과 감축 정원의 1/2범위 내에서 대학이 희망하는 모집단위정원으로 인정

3) 도입 취지

(1) 고학력 사회의 전문성 요구에 부응하기 위한 질 높은 의료서비스 전문 인력 양성 체제 구축

(2) 사회지도층으로 인식되는 의사를 "技術師"가 아닌 교양과 도덕성을 갖춘 "仁術師"로 양성하기 위한 교육시스템 구축

(3) 의학교육전 교육(Pre-Medical Education)의 문제점 해소

- 직업(의사자격) 보장형 진로시스템으로 인한 예과생의 면학열 저하현상 시정
- 의학 전 교육에 다양하고 폭 넓은 교육과정 도입 유도

(4) 복합학위 과정 개설 등 선진화된 교육훈련시스템 도입

- 현행 학사 단계 의학교육으로는 도입 불가능한 의과학자(M.D,-Ph.D), 의법학자(M.D.-J.D.), 의경영학자(M.D.-M.B.A) 양성과정 등 다양한 복합학위과정 개설을 위해 의학교육단계를 대학원으로 상향. BT(생명공학) 분야의 핵심고급인력 양성을 위해 의학교육과정에 M.D.-Ph.D 과정(생명 · 의과학자 양성 과정) 등의 개설 운영
- 의과학자 등을 양성하는 연구중심 대학과 일반 진료인 양성에 치중하는 진료중심 대학으로 특성화 촉진

(5) 과도한 대학입학 경쟁 완화

- 대학입학 단계에만 한정되어 있던 의사양성교육 입문과정을 대학원과정으로 확대하여 대학입학 단계에 집중된 과열경쟁 완화

(6) 기초 학문 분야 보호

- 고등학교 이과 졸업생 중 우수인력의 의과대학 집중 현상 방지
- 학사학위 과정에서 기본 교양과 기초학문 연구 자질을 폭넓게 함양하고 대학원 단계에서 직업분야를 결정하도록 하여, 간접적인 기초학문 보호 육성에 기여

2. 의 · 치의학전문대학원 시험의 운영

1) 검사의 성격 및 목적

2009학년도 의 · 치의학교육입문검사는 의 · 치의학전문대학원 교육에 필요한 기본 능력을 측정하는 검사로서, 의 · 치의학전문대학원의 입학전형에서 적격자 선발 기능을 제고하는 데 목적이 있다.

2) 검사의 구성

의학과 치의학 분야의 특성을 고려하여 의학교육입문검사(Medical Education Eligibility Test: MEET)와 치의학교육입문검사(Dental Education Eligibility Test: DEET)를 구분하여 실시한다.

의학교육입문검사(MEET)와 치의학교육입문검사(DEET)는 언어추론영역, 자연과학추론 I 영역, 자연과학추론 II 영역으로 구성된다.

(1) 검사일시

매년 8월 중 09:00~15:30

(2) 검사지구 및 장소

① 검사지구

서울 A, 서울 B, 부산, 대구, 광주, 대전, 전주(총 7지구)

단, 검사 지역은 서울, 부산, 대구, 광주, 대전, 전주 등 6지역임

② 검사지역 선택

수험생은 원서를 접수할 때 서울 등 6개 지역 중 하나를 선택하여야 하며, 반드시 선택한 지역에서만 응시할 수 있음

③ 검사장소

수험표 교부 기간에 검사지구별로 지정하여 의 · 치의학교육입문검사협의회 홈페이지(http://www.mdeet.org)에 고지함

(3) 검사 영역, 문항 수 및 검사 시간

(4) 출제 기본방향 및 범위

분야	교시	검사 영역	문항 수		검사 시간
	1	언어추론	40		09:00~10:30(90분)
	2	자연과학추론 I	40		11:00~12:40(100분)
		점심시간			12:40~13:40(60분)
	3	자연과학추론II	45	일반화학(19)	13:40~15:30(110)분
				유기화학(13)	
				일반물리학(13)	
	계	3개 영역	125		300분

① 언어추론영역 : 40문항

- 의학교육입문검사와 치의학교육입문검사의 공통 영역으로, 의 · 치의학전문대학원 교육에 필요한 언어 이해, 의사소통 능력 및 고차원적이고 종합적인 사고력 등을 측정
- 대학 교육과정을 정상적으로 마쳤거나 마칠 예정인 수험생이 주어진 자료에 제공된 정보와 종합적 사고력을 활용하여 문제를 해결할 수 있도록 문항을 구성
- 출제 범위를 특정 학문 분야로 제한하지 않고 인문, 사회, 과학, 기술, 문학, 예술 분야 등의 다양한 소재를 활용하여, 폭넓은 독서 체험을 바탕으로 한 문제 해결력과 사고력을 측정

② 자연과학추론 I 영역 : 40문항

- 의학교육입문검사와 치의학교육입문검사의 공통 영역으로, 의 · 치의학전문대학원 교육을 이수하는 데 필요한 일반생물학 분야의 주요 개념을 바탕으로 사고력과 문제 해결력 등을 측정
- 문제 해결에 필요한 지식이나 개념은 생물학의 기본이 되고 핵심적인 것을 위주로 출제
- 일반생물학의 출제 범위–생명의 특성 및 생명체의 유기적 구성, 세포와 생물, 생식과 발생, 유전과 진화, 생명 활동의 조절, 반응과 조절, 생태, 일반생물학 실험

③ 자연과학추론II 영역 : 45문항

- 의학교육입문검사의 자연과학추론II 영역은 의학전문대학원 교육을 이수하는 데 필요한 화학, 물리학 분야의 주요 개념을 바탕으로 사고력과 문제 해결력 등을 측정하고, 통계학 분야의 내용을 일부 포함
- 치의학교육입문검사의 자연과학추론II 영역은 치의학전문대학원 교육을 이수하는 데 필요한 화학, 물리학 분야의 주요 개념을 바탕으로 사고력과 문제 해결력 등을 측정

- 화학은 일반화학과 유기화학, 물리학은 일반물리학 수준에서 출제
- 문제 해결에 필요한 지식이나 개념은 각 영역의 기본이 되고 핵심적인 것을 위주로 출제
- 일반화학, 유기화학, 일반물리학의 출제 범위
  - 일반화학 (19문항) : 원자구조와 주기적 성질, 화학결합과 분자 구조, 기체 · 액체 · 고체 · 용액, 산화와 환원/전기화학, 산과 염기, 반응속도와 화학평형, 열화학, 전이금속과 배위화합물, 핵화학, 재료화학, 일반화학 실험
  - 유기화학 (13문항) : 결합과 구조, 입체화학, 작용기의 성질, 유기분석, 작용기 변환 및 유기 반응, 고분자, 유기화학 실험
  - 일반물리학 (13문항) : 역학, 물질의 성질, 열, 소리와 빛, 전기와 자기, 원자 물리, 일반물리학 실험

(5) 시험 일정

주요사항	일정	비고
시행 계획 발표	4. 15(화)	본 협의회 홈페이지
시험 시행 공고	5. 23(금)	중앙 일간지
원서 교부 및 접수	6. 3(화)~6. 13(금)	온라인으로 접수
수험표 교부	7. 28(월)~8.23(토)	검사 당일은 08:30 까지 교부
시험일	8. 23(토)	
정답이의 신청	8. 23(토)~8. 28(목)	온라인으로 접수
정답 확정	9. 9(화)	본 협의회 홈페이지
성적 발표 및 통지	9.30(화)	본 협의회 홈페이지

(2009학년도 기준)

(6) 문제 유형, 문항 형태, 기출문항 활용 여부

① 문제 유형

문제지는 홀수형과 짝수형으로 제작되며 수험번호 끝자리가 홀수인 수험생은 홀수형을, 짝수인 수험생은 짝수형 문제지를 풀어야 함

② 문항 형태

선택형(5지 택1형)

③ 기출 문항 활용 여부

중요 개념이나 핵심적인 내용은 기출문항에서 다루었다 하더라도 그 개념은 계속 출제될 수 있음

(7) 응시 자격

고등교육법 제33조 제2항에 규정된 '학사학위를 가지고 있는 자 또는 법령에 의하여 이와 동등 학력이 있다고 인정된 자' 와 2008년 8월 졸업 예정자 및 2009년도 2월 졸업 예정자(학위취득예정자)로 함

(8) 원서 접수(2009학년도 기준)

① 접수기간

2008. 6. 3.(화) 09:00~6. 13.(금) 18:00까지

② 접수시간

24시간 접수가 가능하고, 마지막 날은 18:00까지만 접수하며, 지정 시간 이후 접수는 어떠한 경우에도 불가함

③ 접수방법

의 · 치의학교육입문검사협의회 홈페이지(http://www.mdeet.org)를 통한 인터넷 접수

④ 구비서류

대학 졸업자(학위 취득자)는 졸업증명서 또는 학위증명서, 2008년 8월 졸업예정자(학위취득예정자)는 졸업예정증명서

(학위취득예정증명서), 2009년 2월 졸업예정자(학위취득예정자)는 재학증명서 또는 성적증명서, 조기졸업예정자는 졸업예정증명서 또는 재학증명서(재학증명서를 첨부한 지원자는 의 · 치의학교육입문검사협의회가 정한 소정의 양식에 의한 증명서를 작성하여 별도 제출)를 스캐닝하여 원서 접수 시 첨부

⑤ 신체적 장애를 가진 사람의 원서 접수

- 원서 접수시 신체적 장애 란에 'V' 자 기입
- '④' 항의 구비 서류 외에 신체적 장애를 증명할 수 있는 '종합 병원장 발행 의사진단서' 를 스캔하여 첨부
- 복지 카드를 소지하고 있는 경우에는 복지 카드 중 당해 장애와 관련된 정보를 확인할 수 있는 부분을 스캔하여 첨부하여도 됨
- 신체적 장애를 가진 응시자도 검사 시간은 다른 사람과 같음 다만 시각 장애자는 확대경을 지참하여 사용할 수 있으며, 기타 다른 요구에 대해서는 본 협의회가 원서 접수자와 개별 접촉을 통하여 요구를 수렴하고 그에 대한 적절한 조치를 할 것임

(9) 수험표 교부(2009학년도 기준)

① 교부기간

- 2008. 7. 28(월) 09:00부터 8. 23(토) 08:30까지

② 교부방법

- 원서를 접수한 수험생은 교부기간에 의 · 치의학교육입문검사협의회 홈페이지에 접속하여 수험표를 출력한 다음, 최근 3개월 내에 탈모 촬영한 사진을 부착하여 검사 당일 지참함

(10) 응시수수료 및 납부방법

① 응시수수료

- 의 · 치의학교육입문검사 응시수수료는 270,000원임

② 납부방법

- 원서 접수 시 계좌 이체에 의한 납부(현금 납부나 기타 방법은 불가함)

③ 응시수수료 반환

- 원서를 접수시켰으나 사정상 시험에 응시할 수 없는 경우 응시 수수료를 반환함. 그 반환 비율(반환액)은 다음과 같음.
  - 접수마감(6월 13일 18:00시)까지 : 100%(270,000원)
  - 접수 후 1주일 이내(접수마감~6월 20일 18:00시) : 50%(135,000원)
  - 접수마감 1주일 후부터 시험 3일 전까지(6월 20일 18:00시 이후 ~ 8월 20일 18:00시) : 40%(108,000원)
  - 시험 3일 전(8월 20일 18:00시 이후)부터 : 0%(반환 불가)

(11) 문제 및 정답 공개

- 검사 종료 후 의 · 치의학교육입문검사협의회 홈페이지에 문제와 답을 탑재하되, 답에 대한 이의신청 접수 후 정답 최종 확정 및 공개

(12) 성적 표시 및 통지

①성적 표시

- 언어추론, 자연과학추론 I , 자연과학추론II는 해당 영역별 T점수와 T점수를 바탕으로 산출한 백분위를 제공
- T점수와 백분위는 소수 첫째 자리까지 표기하며, 총점은 제공하지 않음

② 성적 통지

- 개인: 의 · 치의학교육입문검사협의회 홈페이지(http://www.mdeet.org)를 통해 본인 성적 확인 및 출력 가능

(13) 의 · 치의학교육입문검사 결과의 활용

- 의 · 치의학교육입문검사 결과는 당해 학년도에 한해, 개별 의 · 치의학전문대학원의 결정에 따라 학부성적, (심층)면접, 자기소개서, 영어 성적, 선수과목 등과 함께 입학 전형요소의 하나로 활용됨

(14) 부정행위자에 대한 조치

- 부정행위를 한 수험생에 대해서는 당해 검사를 무효로 하고, 계획적인 부정행위의 경우에는 이듬해를 포함하여 이후 2년간 의 · 치의학교육입문검사 응시를 불허함
- 당해 검사 무효에 해당하는 부정행위 유형들
  - 휴대전화, 무선호출기, 무전기, MP3, 이어폰, 전자계산기 등 각종 정보화기기나 정보저장장치를 검사 시간 중에 소지한 경우
  - 타인의 답안지를 보고 쓰거나 자신의 답안지를 보여주는 행위
  - 타인과 신호 또는 이야기를 하거나 부정한 쪽지를 주고받는 행위
  - 부정한 휴대물을 보는 행위
  - 매 교시 종료 전 시험실 무단이탈, 금지물품 소지 등 행위
  - 다른 수험생에게 방해를 주는 행위
  - 기타 감독관이 부정한 행위로 인정하지만 사전 계획성이 없다고 판단하는 행위
- 당해 시험 무효 및 이듬해부터 2년간 응시 제한에 해당하는 부정행위 유형들
  - 휴대전화, 무선호출기, 무전기, MP3, 이어폰, 전자계산기 등 각종 정보화기기나 정보저장장치를 이용하여 답안지를 작성하는 행위
  - 대리시험을 의뢰하거나 대리로 응시하는 경우

– 기타 감독관이 사전에 조직적 · 계획적으로 모의한 부정행위라고 판단하는 행위

(15) 수험생 유의사항

- 수험생은 시험 당일 08:30분까지 검사실에 입실하여야 하며, 매 교시 검사 시작 10분 전까지 입실하여야 하고 당해 교시 종료 전에 퇴실할 수 없음
- 수험생은 휴대전화, 무선호출기, 무전기, MP3, 이어폰, 전자계산기 등 각종 정보화기기나 정보저장장치와 같은 외부와의 연락이 가능한 물품을 검사 시간 중에 소지할 수 없음
- OMR 답안지는 컴퓨터용 사인펜만을 사용하여 작성하여야 하고, 한번 표기한 답은 수정할 수 없으며 수정액이나 스티커 등을 사용하여 수정한 답란은 0점 처리함
- 답안작성은 답안지에 인쇄되어 있는 '수험생 유의사항'을 숙독하고 지시에 따라야 하며, 답안지 작성 시 '반드시 지켜야 하는 사항'을 위반하여 발생하는 불이익에 대해서는 전적으로 수험생의 책임으로 함
- 검사 종료 후 문제지를 회수함(문제지를 가지고 나갈 수 없음)
- 수험생은 수험표와 본인 확인이 가능한 신분증 중 하나(주민등록증, 운전면허증, 공무원증, 여권)를 반드시 지참하여 감독관의 신분 확인시 제시하여야 하며, 신분증 미소지자는 응시할 수 없음
- 제출된 서류가 허위로 판명된 수험생에 대해서는 당해 검사를 무효로 함

(16) 기타 사항

- 의 · 치의학교육입문검사의 시행과 관련한 자세한 사항은 의 · 치의학교육입문검사협의회(전화 585-8524)에 문의하거나 홈

페이지(http://www.mdeet.org)를 참조

3. 각 학교 모집 요강

▶ 전국 11개 치과대학 중 8개교 도입

연도	대학	정원(전체 정원)	소재지	홈페이지
2008년 6개교	경북대학교	60	대구	http://ipsi2.knu.ac.kr/
	경희대학교	80	서울	http://dental.khu.ac.kr/
	부산대학교	80	부산	http://go.pusan.ac.kr/
	서울대학교	90	서울	http://dentistry.snu.ac.kr/
	전남대학교	70	광주	http://dent.jnu.ac.kr/
	전북대학교	40	전주	http://dent.chonbuk.ac.kr/
2009년 2개교	조선대학교	80	광주	http://ibhak_md.chosun.ac.kr/
	연세대학교(병행)	30(60)	서울	http://admission.yonsei.ac.kr/

※기타 자세한 모집요강 내용은 각 대학 홈페이지 참고

참고도서

1. 임성삼 : 치과질환 바로알기, 1판, 269p, 대한민국, 에디터, 2001
2. 사라 네틀턴(한국치과의사학회 역) : 푸코와 치아, 1판, 238p, 대한민국, 한울, 2000
3. 제롬 그루프먼 : 닥터스 씽킹, 1판, 395p, 대한민국, 해냄, 2007
4. 이종훈 : 의대를 꿈꾸는 대한민국의 천재들, 1판, 270p, 대한민국, 한언, 2006
5. 인도주의실천의사협의회 : 의사가 말하는 의사, 1판, 256p, 대한민국, 부키, 2004
6. 홍혜걸 : Dr. 홍혜걸 기자의 의사들이 절대로 말해주지 않는 건강이야기, 1판, 333p, 대한민국, 중앙일보새천년, 2002
7. 박동근 : 당신도 미국 치과의사가 될 수 있다, 1판, 302p, 대한민국, 좋은벗, 1999
8. 김종진 : 히포크라테스의 아이들, 1판, 250p, 대한민국, 바다출판사, 2000
9. 전우택 외 2인 : 예비 의사를 위한 전공선택 가이드 북, 1판, 266p, 군자출판사, 2006
10. 유승흠 외 4명 : 의학의 갈래와 선택, 1판, 324p, 대한민국, 한국의학원, 2003

참고사이트

1. 대한치과의사협회-www.kda.or.kr

   치의신보를 볼 수 있다 , 치과의사가 되는 길 등

   이외에도 전문적으로 더 궁금한 상황이 있으면 대한치과의사협회 홈페이지에 있는 치의신보를 열독할 것을 권한다. 치과의사협회지로서 최근 치과계의 이슈나 소식들이 있어서 수험생들이 관심 갖는 내용들은 많이 해소 될 것이라고 생각한다.

2. 미디넷-www.meetdeet.net

   의치의학 전문대학원 대비 국내 최대의 커뮤니티. 회원으로 가입하면 각 학교의 면접 방식, 합격수기, 각 과목별 공부 방법, 학원, 강사 선택 등 많은 정보를 얻을 수 있다.

3. www.denfoline.co.kr
   치의학, 치과 산업 등에 관한 다양한 정보가 매월 제공되는 소식지

4. 우유마을 plus http://admit.woweb.net

   주인장이 서울대 치대를 편입으로 입학하기 전부터 운영한 치전원, 치대편입 정보 제공 사이트 주인장의 치대생활, 시험 정보, 교재, 치과의사의 진로 등 다양한 정보가 많다.

5. 취업포탈 www.worknet.go.kr

   노동부에서 운영하는 여러가지 면접 프로그램 소개되어 있다. 직접 참여해 보면 실제 면접에도 많은 도움이 된다.

6. 보건복지부홈페이지 http://www.mohw.go.kr

7. www.google.com 설명이 필요 없는 포탈사이트

   대부분의 치과 관련 용어나 기구 등을 검색해 보면 사진과 함께 설명이 나온다.

8. www.epms.co.kr

   국내 최대의 치의학전문대학원 입시 대비 학원, 회원으로 가입하면 각 학교의 정보 등 많은 정보 얻을 수 있다.

9. www.mdeet.org

   의 · 치의학 교육 입문 검사 협의회 www.mdeet.org 공식사이트 의치학교육입문검사(미트, 디트)의 시험안내, 공지사항, 기출문제, 질문과 답 등을 참고할 수 있다.

10. http://gohackers.com/

    어학전문학원 해커스에서 운영하는 사이트. 토플 준비를 위해서는 꼭 참고해야 하는 사이트이다

11. 텝스공인홈페이지 http://www.teps.or.kr/

12. 정부보증학자금대출사이트 http://www.studentloan.go.kr

    전문대학원생이면 9천만 원 한도 내에서 신용으로 학비와 생활비를 은행권보다 낮은 금리와 상환조건으로 대출받을 수 있다.

13. 개그맨이자 치과의사인 김영삼원장님의 홈페이지 http://www.a18032.com/

    -치과의사를 지망하는 학생들을 위한 상담 등 여러 가지 정보를 얻을 수 있다.

14. 치과전반에 대한 상담 및 정보제공 사이트 http://www.edoctor.co.kr/

    익산에서 개원하신 한 원장님의 개인사이트인데 정보의 양과 질이 대단하다

15. www.healthlog.co.kr 참고할만한 자료가 많은 건강 관련 블로그

16. 관련 학원사이트

    - 아이피넷학원-명강사들이 많이 포진하고 있는 강남역 위치의 학원, 수강신청을 서둘러야 한다.
    - 프라임엠디학원 - www.primd.co.kr
    - 서울메디컬스쿨 - www.meetdeet.com
    - OKMDS학원 - www.okmds.co.kr
    - 팜메디스쿨 - www.pmdschool.com
    - premedics 학원- www.premd.co.kr
    - EZMD학원 - www.ezmd.co.kr